Samuel Erlenbach

Die Kraft Ihrer 9 CHAKREN

Wie Sie mit Chakra-Meditation, Yoga & Co.
eine nie dagewesene Lebensenergie entfachen,
Ihre Selbstheilungskräfte aktivieren und zur
holistischen Gesundheit gelangen

INHALT

Einleitung

Chakra oder Chakren – zwei Wörter, die vermutlich schon jeder einmal gehört, gelesen oder beiläufig aufgeschnappt hat. Viele von uns – vor allem in der westlichen Welt – können jedoch mit diesen Begriffen und der umfassenden Lehre, die dahintersteht, kaum etwas anfangen. Schlimmer noch – diese energetischen Begriffe werden oft belächelt, als nicht ernst angesehen und schnell wieder vergessen. Meist geschieht dieses Verhalten aus bloßem Unwissen darüber, was Chakren eigentlich sind und welch bedeutenden Einfluss diese auf unser Leben haben. Manche Leute haben vielleicht auch Angst vor diesem Unbekannten und möchten sich daher nicht auf die Chakrenlehre einlassen.

Genau hier knüpft dieses Buch an. Es möchte aufklären, aber auch die Angst vor etwas völlig Neuem nehmen. Für Interessierte und Neulinge auf diesem Gebiet ist dieses Buch also der perfekte Einstieg in eine sehr spannende, energetische Lehre über unser eigenes Energiesystem. Grundlegende Fragen werden geklärt, darunter beispielweise die wichtigste Frage: Was sind Chakren überhaupt? Weiter wird auf die Aufgaben, Funktionen und Einflüsse dieser sogenannten Chakren eingegangen. Wo sitzen diese Chakren eigentlich und woher stammen sie? Sind sie immer schon Teil unseres Körpers und was geschieht im Tod damit? Was genau sind die Nadis, die Koshas, die Aura und was bedeutet eigentlich Kundalini? Ist dies alles Neuland für Sie und hört es sich an wie Kauderwelsch? Keine Sorge, dann sind Sie hier genau richtig. Alles wird im Detail erklärt, sodass auch Sie von Anfang an keine Schwierigkeiten haben werden, dieses Buch zu verstehen.

Doch auch wenn Sie bereits gut informiert über die Chakren sind und vielleicht sogar nach dem energetischen Prinzip dieser arbeiten, bietet dieses Buch Ihnen Mehrwert. Ich bin mir sicher, dass auch für Sie im Theorieteil einige spannende Dinge zu finden sind, die Sie bis dato noch nicht wussten. Zusätzlich dient das Buch auch als Wiederholung für bereits Gelerntes oder als Nachschlagewerk, wenn Sie sich doch einmal unsicher sein sollten. Ich lade also auch Sie ein, das Buch von Anfang an zu lesen und Ihr bestimmt schon fundiertes Wissen etwas aufzufrischen.

Definitiv für jedermann geeignet ist der darauffolgende praktische Teil dieses Buches. Hierbei geht es allem voran um Energiearbeit – einerseits um vorbereitende Arbeit für diejenigen, die noch keinerlei bewussten Kontakt zu ihrem Energiesystem hatten, andererseits aber auch um spezifische Chakrenarbeit für diejenigen, die schon Erfahrung haben. Somit kann sich jedermann die Übungen, die Alltagstipps sowie Meditationen und Yogaübungen rauspicken, die für den jeweiligen Leser passend erscheinen. Alles in allem lade ich Sie aber natürlich ein, ALLE Übungen von Anfang bis zum Schluss durchzuführen und somit ein Rundumpaket für Ihren Körper und Ihren Geist zu erhalten.

Mein Ziel ist, Ihnen mit diesem Buch die Chakrenlehre und die positiven Effekte der Chakrenarbeit näherzubringen. Ich wünsche mir, dass dieses Buch einerseits Skeptiker überzeugen kann, der Energiearbeit eine Chance zu geben, andererseits auch bereits Praktizierende auf ihrem Weg der energetischen Arbeit begleitet.

Ich wünsche mir, dass Sie mit vollem Herzen und vollem Elan dieses Buch lesen und in sich aufsaugen. Nehmen Sie sich Zeit für dieses besondere Thema, das Ihnen Augen und Ohren öffnen und Ihren Horizont sowie Ihr Bewusstsein erweitern kann. Egal, wo Sie gerade auf Ihrer Reise sind: Lassen Sie sich ein auf dieses Buch. Lassen Sie mich Ihnen helfen, all Ihre Chakren in Einklang zu bringen und Ihnen somit zu einem freien und erfüllenden Leben zu verhelfen.

Anmerkung: Auf das Gendern wird rein aufgrund der Erhaltung des Leseflusses verzichtet und bezieht sich somit nicht auf eine Abwertung bestimmter Geschlechter.

Anmerkung: Alle kursiv geschriebenen Wörter sind im Anhang im Wörterlexikon verzeichnet und nachzuschlagen.

Allgemeines

Chakren an sich besitzt jeder Mensch, auch wenn das Wissen darum gerade in Europa oder der westlichen Hemisphäre nicht so präsent ist, wie es im Osten der Welt zu sein scheint. Jeder, der jedoch sich selbst festigen möchte, mit sich im Einklang leben möchte und sich vor allem auch seinen möglichen körperlichen und seelischen Beschwerden stellen will, sollte sich auch mit der Chakrenlehre und der dazugehörigen Energiearbeit befassen. Um aber in die Praxis übergehen zu können, ist es wichtig, zuerst die Theorie dieses komplexen und vor allem sehr spannenden Themas zu verinnerlichen.

Bevor es also in diesem praxisnahen Ratgeber wirklich an die Übungen geht, werde ich Sie zuerst in die Welt der Chakren einführen, damit Sie einerseits mit diesem System vertraut sind, aber auch überdies bestimmte Begriffe kennenlernen, die Ihnen bei der Chakrenarbeit geläufig sein sollten. Zuallererst werden Sie nun also lernen, was Chakren eigentlich sind, wo diese sitzen und welchen Einfluss diese auf Ihre Seele und Ihren Körper haben.

Weiterhin erfahren Sie alles über die Entwicklung der Chakren im Laufe Ihres Lebens und auch die Vorgänge, die die Chakren beim Tod durchlaufen. Zusätzlich erhalten Sie einen Einblick in die Geschichte dieses Energiesystems. Zu guter Letzt möchte ich Ihnen noch einen kleinen Exkurs in wichtige Begrifflichkeiten wie Aura, Kosha, Kundalini und der Lotusblume vermitteln. Danach sind Sie ausreichend in der Theorie gefestigt, um sich die einzelnen Chakren näher anzusehen und diese theoretisch als auch praktisch kennenzulernen.

WAS SIND CHAKREN?

Um den Begriff *Chakra* erklären zu können, sollten wir uns zuallererst einem anderen Begriff, namentlich *Nadis,* widmen. *Nadis* bezeichnet Energieströme bzw. Energieleitbahnen in unserem Körper. *Nadi* im Singular bedeutet ‚Rohr‘ oder ‚Kanal‘ und durch diese vielzähligen Rohre fließt Lebensenergie zu jeder Zelle unseres Körpers. Diese Lebensenergie wiederum nennt sich *Prana.* Vergleichbar mit der chinesischen Medizin ähneln die *Nadis* den Meridianen und die *Prana* dem Qi. Es gibt unzählige *Nadis*, die unseren Körper mit Energie versorgen. Wie viel es tatsächlich sind, kann nicht genau gesagt werden, da sich auch in der Literatur und den unterschiedlichen Glaubens- und Yogarichtungen diverse Angaben finden lassen. Hierbei schwanken die Zahlen zwischen 72.000 und 350.000. So oder so besitzt jeder Mensch also eine Vielzahl dieser Energiekanäle. Wichtig sind vor allem aber die 14 Hauptleitbahnen, auf die ich später noch genauer eingehe.

Dort, wo sich die *Nadis*, also die Energieleitbahnen im Körper kreuzen, entstehen energiereiche Knotenpunkte. Diese feinstofflichen Energiezentren oder Energiewirbel im und außerhalb des Körpers bezeichnet man als Chakra. Die Bezeichnung Chakra selbst stammt aus dem *Sanskrit*, also aus verschiedenen altindischen Sprachen, und bedeutet so etwas wie ‚Rad' oder ‚Kreis'. Sie können sich diese Energiezentren also bildlich als einen kreisrunden Wirbel vorstellen. Organisch greifbar sind Chakren nicht, genauso wenig wie beispielsweise die Seele. Dennoch ist die Lehre der Chakren in vielen Kulturkreisen fest verankert, wie Sie später noch lesen werden.

In unserem Körper befinden sich eine Vielzahl an Chakren und jedes einzelne davon schwingt in einer anderen Farbe und hat unterschiedliche Auswirkungen und Aufgaben in unserem Körper. Besonders wichtig sind die sieben Hauptchakren, um die es auch in diesem Buch geht.

AUFGABE, FUNKTION UND EINFLÜSSE DER CHAKREN

Ganz allgemein gesprochen haben Chakren die Aufgabe, Energie von außen aufzunehmen und diese dann dem menschlichen Energiesystem zugänglich zu machen. Kurzum gesagt, empfangen Chakren Energie, können diese auch umwandeln und verteilen sie dorthin, wo sie benötigt wird. Chakren nehmen also die feinstoffliche Energie unserer Umwelt, anderer Köper und der Natur auf und wandeln sie dann in beispielsweise Gedanken, Gefühle oder andere physische Empfindungen um. Sie sind also durchaus dafür zuständig, wie wir mit anderen Menschen oder der Umwelt interagieren. Zusätzlich stehen die Chakren in engem Zusammenhang mit den hormonproduzierenden Drüsen, weshalb Chakren auch auf das gesamte körperliche Wohlbefinden wirken. Betrachtet man die seelisch-geistige Ebene, sind Chakren für unsere Empfindungen zuständig: Sind die Chakren geöffnet, sind wir selbstbewusst und wohlauf. Sind sie geschlossen, zeigt sich dies oftmals in Ängsten oder anderen psychischen Problematiken.

Fließt demnach viel Energie durch unsere *Nadis* und können unsere Chakren genug Energie aufnehmen und uns zuführen, fühlen wir uns frisch und lebendig. Durch diverse Traumata können sowohl die *Nadis* als auch die Chakren jedoch blockiert oder gestört sein und demnach das gesamte Energiesystem durcheinanderbringen. Je nachdem, welches Chakra von einer Blockade betroffen ist, zeigen sich unterschiedliche negative Folgen, die ich Ihnen bei den jeweiligen Chakren näher erläutern werde.

Jedes Chakra ist – wie erwähnt – für andere Bereiche zuständig. Arbeiten alle Chakren gleichmäßig und vor allem in derselben Schwingung, fühlen wir uns im Einklang mit uns selbst und alles scheint harmonisch zu sein. Wir sind rundum gesund und zufrieden. Bei Störungen kommt es zu Unter- oder Überfunktionen bestimmter Chakren und Energiebereiche. Dies führt vorerst nur zu unangenehmen Missempfindungen, kann sich aber zu schwerwiegenden physischen und psychischen Problemen manifestieren. Hier ist Chakrenarbeit besonders wichtig.

SITZ DER CHAKREN

Die sieben Hauptchakren des menschlichen Körpers befinden sich entlang der Wirbelsäule, also in einer senkrechten Linie vom Scheitel bis zum Steißbein. Chakren strahlen von ihrem Sitz in diverse Richtungen ab und verteilen somit ihre Energie nicht nur über die *Nadis* in unserem eigenen Körper, sondern geben Energie auch an die Umwelt oder Kontaktpersonen ab. Somit sind Chakren auch eine Art Kommunikationsmittel. Neben diesen sehr wichtigen Hauptchakren gibt es jedoch eine Vielzahl an Nebenchakren, beispielweise an beiden Schultern, Händen, Knien oder auch Füßen. Auch außerhalb des Körpers wirken Chakren, beispielweise das achte und neunte Chakra, denen wir uns später widmen werden.

Betrachten wir noch einmal die sieben Hauptchakren: Das erste Chakra liegt am Beckenboden und strahlt vor allem nach unten ab. Dies stellt die Verbindung zur Erde da, zur Bodenständigkeit und zu einem gefestigten Leben. Das siebte Chakra hingegen sitzt am Scheitel und strahlt nach oben ab. Es steht für die Verbindung zu göttlichen Energien, zur höchsten Energiequelle. Die fünf Chakren, die dazwischenliegen, strahlen nach vorne und hinten ab und sind jeweils eine

Handbreite voneinander entfernt. Wie bereits erwähnt, sind sie für vielfältige Dinge im Sinne unseres eigenen Wohlbefindens, aber auch für die Interaktion mit dem Umfeld zuständig.

URSPRUNG UND GESCHICHTE DER CHAKRENLEHRE

Die Chakrenlehre findet ihren Ursprung im Hinduismus. Hierbei wichtig zu erwähnen sind die sogenannten *Upanishaden*, welche eine Sammlung aus philosophischen Schriften zwischen 700 und 200 vor Christus darstellen. Bei diesen sehr alten Texten geht es um Dinge wie Leben nach dem Tod, Karma, Sinn des Lebens, Meditation, Gottesverehrung und Lebensenergie. Eine weitere hinduistische Schriftsammlung sind die *Veden*. Hierbei handelt es sich um religiöse Gesänge, die bei diversen spirituellen Ritualen verwendet wurden oder heute noch werden. Die *Veden* sind mittlerweile Teil des UNESCO Weltkulturerbes. Sowohl die *Upanishaden* als auch die *Veden* sind Teil der *vedischen Religion*. Diese Religion ist die älteste nachweisbare Religion Indiens, bei der eine Vielzahl an Göttern verehrt wird. Aus der *vedischen Religion* hat sich mitunter der heutige Hinduismus gebildet. Ein großer Unterschied ist aber, dass bei der *vedischen Religion* die Verstorbenen eher in Form von Geistern weiterleben, im Hinduismus jedoch wiedergeboren werden können. Die Lehre der Chakren und des ewigen Energiekreislaufs ist heute noch sehr stark in hinduistischen oder auch buddhistischen Ländern vertreten.

Einen ganz genauen Ursprung für die Chakrenlehre kann man jedoch nicht eindeutig feststellen, da vieles rein mündlich überliefert wurde. Vor allem den Tibetanern sagt man ein sehr großes und tiefes Wissen über die Chakren nach, das auch innerhalb des Volkes gelehrt und weitergegeben wird. Da dieses umfassende Wissen jedoch stets nur mündlich und in der Ursprache des Tibets weitervermittelt wird, ist es als Außenstehender schwierig, in dieses Wissen eingewiesen zu werden. Auch in Europa wurde die Lehre der Chakren bis zur Christianisierung verbreitet, kam dann aber jäh zum Stillstand. Dies mag auch der Grund dafür sein, dass in Europa der Zugang zu energetischen Konzepten oftmals schwieriger ist oder Interessierte teilweise belächelt werden.

In Europa wiederbelebt wurde die Chakrenlehre kurzzeitig durch den Briten Sir John Woodroffe, der unter dem Pseudonym ‚Arthur Avalon‘ einige Bücher veröffentlich hat. Woodroffe hatte sich in seiner Zeit als Richter und Professor in Indien einiges an Wissen über die Chakrenlehre angeeignet und dieses Wissen in einem Buch 1918 zusammengefasst. Zu dieser Zeit erlebten sowohl spirituelle als auch energetische Konzepte genauso wie Yoga und die indische Philosophie gerade einen Aufschwung. Viele Europäer befassten sich somit wieder vermehrt mit den energetischen Konzepten. Später fand man jedoch heraus, dass Woodroffes Buch nur eine Übersetzung eines Sanskrit-Textes von 1550 n. Christus war, der die einzelnen Chakren behandelt.

CHAKRENENTWICKLUNG

Die sieben Chakren sind nicht sofort bei der Geburt vorhanden, sondern entwickeln sich nach und nach, vom ersten bis zum siebten Chakra. Grob gesagt, bildet sich jedes Jahr ein neues Chakra aus, bis das Kind sieben Jahre alt ist. Diese erste Transformation der Chakren nennt sich Siebenjahresrhythmus. Dies bedeutet wiederum, dass die ersten sieben Jahre eines Menschen sehr prägend sind und die Eltern das Kind in seinem Chakrenwesen beeinflussen können.

Jedes Individuum hat bestimmte Chakren, die stärker oder schwächer ausgeprägt sind. Beeinflussbar ist dies das ganze Leben lang, jedoch wird der Chakrentyp grob schon in den ersten sieben Jahren entwickelt. Nun sehen wir uns also das Entstehen der einzelnen Chakren von der Geburt bis zur vollständigen Chakrenreife an. Vielleicht erkennen Sie selbst hier schon Defizite, die Sie in Ihrer Kindheit erlebt haben und aus denen sich eventuelle Energieblockaden entwickelt haben:

1. Lebensjahr – Urvertrauen und Lebenswille

Wenn Sie sich überlegen, was im ersten Lebensjahr für das Baby oder Kleinkind wichtig ist, kommen Sie bestimmt auf den Konsens, dass es sich hier um eine Zeit handelt, in der man dem Kind viel Liebe, Geborgenheit und Vertrauen schenkt. Man achtet auf die Bedürfnisse des Kindes und schenkt ihm die volle Aufmerksamkeit.

Somit entwickeln sich unter anderem das wichtige Urvertrauen, der Lebenswille, aber auch die eigene Stabilität. Mit der Geburt beginnt das Entfalten und Reifen des ersten Chakras (Wurzelchakra), worauf alle weiteren aufbauen. Eltern können hier Geborgenheit und Liebe schenken, um das erste Chakra ausreichend zu festigen.

2. Lebensjahr – Emotionen und Körperlichkeit

Bereits im zweiten Lebensjahr bildet sich das sogenannte Sakralchakra aus, das für Sinnlichkeit und Emotionen steht. Kleinkinder in dieser Lebensphase möchten ihre Emotionen ungehindert zum Ausdruck bringen und lernen somit, auch mit Trauer, Wut oder Zorn umzugehen. Es ist hierbei sehr wichtig, dem Kind einen Rahmen zu geben, in dem es seine Gefühle auch zeigen darf. Ansonsten manifestieren sich hier schon in jungen Jahren Aggressionen, Depressionen oder sogar eine seelische Mangelentwicklung. Dem Kind hier Zuneigung zu geben, dennoch Grenzen zu zeigen und ihm zu helfen, seinen eigenen Charakter und Körper kennenzulernen, ist hier die wichtige Aufgabe der Eltern und des Umfeldes.

3. Lebensjahr – Persönlichkeit und Grenzen

Das dritte Chakra, das Sonnengeflecht, entwickelt sich im dritten Lebensjahr. Hierbei dreht sich alles um Macht, und das Kind versucht, die Umwelt zu beeinflussen und auch zu manipulieren. Dies klingt vielleicht etwas hart, ist aber ein völlig normaler Entwicklungsprozess. Das Kind kapselt sich hierbei etwas von den Eltern ab und möchte Dinge auch selbst bestimmen und ausprobieren.

Die Entwicklung der eigenen Persönlichkeit ist also ein großes Thema und für Eltern ist es wichtig, dem Kind verschiedene Herausforderungen auch zuzutrauen und es gegebenenfalls aber auch mal scheitern zu lassen. Somit macht das Kind eigene Erfahrungen und lernt seine eigenen Talente und Grenzen kennen. Zu strenge Regeln hingegen blockieren das Sonnengeflecht und es kann zu Anpassungsstörungen oder Zwangsverhalten kommen. Zusätzlich lernt das Kind hierbei aber nicht nur sich selbst, sondern auch andere Persönlichkeiten besser kennen und nimmt diese verstärkt wahr.

4. Lebensjahr – Kreativität und Mitgefühl

Toleranz, Selbstwert, aber auch künstlerische Entfaltung und Mitgefühl stehen nun auf dem Tagesplan. Mit dem vierten Lebensjahr beginnt die Entwicklung des Herzchakras. Das Kind lernt, sich in andere hineinzuversetzen und Mitgefühl zu entwickeln. Lebt man dem Kind vor, was Liebe, Toleranz und Mitgefühl bedeutet, kann sich das Herzchakra hier einwandfrei entfalten. Auch das Geben und Nehmen und wechselseitige Beziehungsarbeit wird hier gelernt. Erfährt das Kind viel Liebe, wird es kein Problem haben, zu teilen und auch später nicht eifersüchtig werden. Besonders wichtig sind in dieser Phase auch künstlerische Aktivitäten wie Malen, Singen oder Tanzen, damit das Kind seine Ideen zum Ausdruck bringen kann.

5. Lebensjahr – Stimme und Unterbewusstsein

Vielleicht ist Ihnen in Ihrem Umfeld auch schon aufgefallen, dass viele Kinder mit fünf Jahren sprachlich nochmal einen Meilenstein hinlegen. Das liegt an der Ausprägung des Kehlchakras. Viele Kinder entwickeln hier auch den Wunsch, lesen zu lernen oder möchten viel mit dem Umfeld kommunizieren, plaudern oder sogar schon diskutieren. Auch wird in diesem Jahr besonders das Unterbewusstsein geprägt und das Kind lernt, auf die innere Stimme zu achten.

6. Lebensjahr – Wissensdurst und Offenheit

Mit der Entwicklung des Stirnchakras beginnt eine Phase des erhöhten Wissensdurstes. Dieses ständige Fragen und Wissen-Wollen kann für die Eltern sehr anstrengend sein, dennoch sollte man dem Kind alles vermitteln, was es lernen möchte. Kinder lernen hierbei Zusammenhänge zu erkennen, Erkenntnisse zu gewinnen und neugierig und offen durchs Leben zu gehen.

7. Lebensjahr – Religiosität und Spiritualität

Nun sind wir am Ende des Siebenjahresrhythmus angelangt, und die Grundlagen der spirituellen Bedürfnisse beginnen sich zu entwickeln und zu manifestieren. Das Kronenchakra bildet sich aus und so kann es durchaus vorkommen, dass sich das Kind bereits mit Fragen nach dem Tod, Gott oder auch dem Sinn des Lebens beschäftigt. Je nach Lebensart der Eltern kann hier die Religiosität oder auch Spiritualität gefestigt werden und mit ersten spielerischen Meditationen begonnen werden, um das siebte Chakra zu stärken.

Weiterer Chakrenverlauf

Prinzipiell sind die ersten sieben Jahre dazu da, alle Chakren aufzubauen. Danach wiederholt sich dieser Rhythmus immer wieder, wobei man alle sieben Jahre ein bestimmtes Chakra durchläuft und dieses demnach besonders präsent ist. In den ersten sieben Jahren widmet sich das Kind vor allem dem Wurzelchakra. Danach ist man bis zum 14. Lebensjahr durch das Sakralchakra geprägt, die Pubertät beginnt. Bis zum jungen Erwachsenenalter mit 21 Jahren durchläuft man die Phase des Sonnengeflechts. Anschließend ist bis zum 28. Lebensjahr das Herzchakra aktiv. Bis Ende des 35. Lebensjahres übernimmt das Kehlchakra die Oberhand, danach folgt bis zum 42. Lebensjahr das Stirnchakra, gefolgt vom Kronenchakra. Ab ungefähr 50 Jahren beginnt dieser Kreislauf wieder von vorne, jedoch auf einer höheren Schwingungsebene.

Je öfter man also ein Chakra durchläuft, umso energievoller und schwingungsreicher, also stärker und gefestigter wird das jeweilige Chakra. Somit erhalten wir auch immer mehr Lebenserfahrung und Weisheit.

CHAKREN BEIM TOD

Sie haben nun bereits gelernt, dass Blockaden einzelner Chakren Problematiken im eigenen Wohlbefinden, in Körper & Geist, aber auch in der Interaktion mit dem Umfeld nach sich ziehen können. Somit ist es logisch, dass ein Körper nicht lebensfähig wäre, wenn ALLE Chakren zeitgleich gestört wären. Was passiert aber im Sinne der Chakrenlehre beim Tod? Prinzipiell ist es so, dass natürlich mit zunehmendem Alter der physische Körper immer träger und müder wird. Der Alterungsprozess setzt ein und die Organe, Muskeln und das gesamte Gewebe bauen ab. Dabei sind die *Nadis* und die Chakren aber immer noch aktiv. Irgendwann trifft es jedoch jeden von uns und der Körper an sich wird schwächer und schwächer, bis der Impuls zum Tod kommt. Tritt der Tod ein, gibt es einen Impuls vom Gehirn, bei dem sich die Chakren vom Körper lösen. Das kann man sich beinahe so vorstellen, als würde man die Chakren ganz einfach vom Körper abschneiden. Der Energiefluss wird getrennt und die Chakren verkümmern somit, da sie ihre Aufgabe vorerst erfüllt haben. Die einzelnen Chakren formieren sich somit neu zu einer feinstofflichen, homogenen Masse. Die Energie des Verstorbenen geht also nicht verloren, sondern befindet sich weiterhin in unserem Umfeld und kann von der Natur oder auch von anderen Menschen aufgenommen und weiterverarbeitet werden.

Je nach Glaubenssystem kommt es hier jedoch zu verschiedenen Auffassungen, was mit dieser frei gewordenen Chakrenenergie tatsächlich passiert. Vier besonders spannende Auffassungen, was mit den Chakren nach dem Tod passiert, möchte ich Ihnen noch näherbringen, um Ihnen zu zeigen, wie viele verschiedene Lehren oder Glaubensrichtungen es in diesem Bereich gibt:

Sterbeprozess der Inka

Bei den Inka gibt es ein achtes Chakra, das die Energie des Schöpfers darstellt. Beim Tod umhüllt diese Energie die sieben Chakren des Verstorbenen und eine große, homogene Energiekugel entsteht. Im Sterbeprozess kommt es laut den Inka zu einer Reinigung und Versöhnung mit sich selbst, bevor aus der freigewordenen Energie wieder eine neue Lebensform entsteht. Der Verstorbene wird also wiedergeboren, wobei er jedes Mal einen Teil der Energie seines vorherigen Körpers beibehält und mit sich trägt. Somit kann es durchaus sein, dass sich bestimmte Wesenszüge des alten Ichs im neuen Leben widerspiegeln oder manche Personen so etwas wie vage Erinnerungen an ihr früheres Leben mit sich führen.

Sterbeprozess der Tolteken

Die Tolteken waren eine gemischt amerikanische Kultur, die vor allem vom 10. bis zum 12. Jahrhundert in Zentralamerika weit verbreitet war. Sie unterschieden verschiedenste Todesformen, je nachdem, über welches Organ die Lebenskraft entwich. In ihrem Glauben trat die Todesenergie bei einem gewöhnlichen Tod durch den Nabel ein und die Lebenskraft durch die Leber aus. Danach gelangte die Seele in den Ort der Toten, um sich zu reinigen und für seine Fehler zu büßen. Demnach wurde man wiedergeboren, um weiterzuwachsen und zu lernen. Jemand, der nach toltekischer Sicht alle seine Chakren geöffnet hat und aus seinen vorherigen Leben bereits gelernt hat, wird als ‚Krieger des Lichts' bezeichnet.

Stirbt ein solcher Krieger des Lichts, tritt die Lebensenergie durch das Herz aus. Danach durften die Krieger des Lichts in den sogenannten ‚Zweiten Himmel' reisen, um dort einige Jahre zu verweilen. Später kann sich der jeweilige Krieger entscheiden, ob er Teil des Zweiten Himmels werden möchte oder erneut zur Erde reisen möchte. Entscheidet sich der Krieger für Letzteres, inkarniert er als Kolibri (Männer) oder Schmetterling (Frauen). Es gibt jedoch noch eine höhere Stufe als die Krieger des Lichts. Jemand, der völlige Kontrolle über seine Energien besitzt und auf der höchsten Energiestufe lebt, verliert seine Lebenskraft über den Scheitelpunkt. Nach dem Entweichen der Lebenskraft wird diese Energie frei und verschmilzt mit dem Universum.

Sterbeprozess im Tibetanischen Totenbuch

Eine buddhistische Schrift aus dem 8. Jahrhundert, das sogenannte ‚Tibetanische Totenbuch', beschreibt den Sterbeprozess sehr genau und detailliert. Hierbei kann die Lebensenergie aus 10 verschiedenen Stellen fließen, welche wiederum eine besondere Bedeutung innehaben. Fließt die Energie beispielhaft aus dem Scheitel, zeugt dies von Stolz und der Mensch wird als Gott wiedergeboren. Entweicht die Energie aber hingegen beispielhaft aus dem Rektum oder den Fußsohlen, steht dies für Abneigung und man wird in der Hölle wiedergeboren, wo man starke Qualen erleiden muss. Nach jeder Reinkarnation hat der Wiedergeborene die Chance, friedvoller und umsichtiger zu leben, um im nächsten Leben eine höhere Stufe erreichen zu können.

Sterbeprozess nach der Yogalehre

Yoga und Chakrenlehre hängen eng miteinander zusammen, da man über die Kunst des Yogas seine Chakren reinigen und öffnen kann. Vor allem in älteren Yogahandbüchern, aber auch heute noch wird Folgendes gelehrt: Kurz nach dem Tod durchläuft der Mensch nochmals sein gesamtes Leben und auch die Leben zuvor. Er erkennt, was er daraus gelernt hat und welche Lektionen er vielleicht in weiteren Leben noch lernen muss. Danach verweilt der Verstorbene noch kurz auf der Erdebene.

Das kann man sich so vorstellen wie einen Geist. Der Verstorbene sieht und hört alles und kann eventuell auch mit Gegenständen interagieren. Letzteres wäre im Falle eines Poltergeistes zutreffend. Verstirbt jemand plötzlich und spürt noch eine starke Verbindung zur Erde, kann er durchaus länger auf dieser Ebene verweilen, bevor er es schafft, sich zu lösen. Danach gelangt er in die Astralebene. Diese Ebene besteht aus den Gedanken des Verstorbenen. Alles, was dieser sich vorstellt und wünscht, baut sich auf. So kann es hier zum Wiedersehen mit alten Freunden und Verwandten kommen. Die Zeit ist hier zweitrangig und so verbringen manche Verstorbene in dieser Ebene einige Jahre.

Von hier aus beginnt dann entweder die Reinkarnation oder man gelangt in die Himmelsebene. Letztere erreicht man nur, wenn man schon viele Leben gemeistert, seine Lehren daraus gezogen, seine Lektionen gelernt hat und ein Meister der Energiearbeit geworden ist.

DIE NADIS IM DETAIL

Vorhin wurden die *Nadis*, die Energieleitbahnen, schon kurz erwähnt. Dabei gibt es 14 Hauptnadis. Drei davon wiederum sind besonders wichtig: *Sushumna, Ida* und *Pingala.* Welche Bedeutung diese drei *Nadis* haben, erkläre ich Ihnen sofort. Zuerst möchte ich Ihnen aber der Vollständigkeit halber auch noch die elf anderen wichtigen *Nadis* vorstellen:

- *Gandhari:* vom linken Auge in Richtung des linken Großzehs
- *Hastijhva:* vom rechten Auge ebenso zum linken Großzeh
- *Pusha:* vom rechten Ohr in Richtung des rechten Großzehs
- *Yashasvini:* vom linken Ohr ebenso zum rechten Großzeh
- *Alambusha:* vom Anus bis zum Mund
- *Kuhu:* vom Hals zu den Genitalien
- *Shankhini:* vom Hals bis in den Anus
- *Saraswati:* von der Zunge bis in den Rachenraum zu den Stimmbändern
- *Payaswani:* vom rechten Ohrläppchen zu den innersten Hirnnerven
- *Varuni:* von der Stelle zwischen Hals und linkem Ohr bis hin zum Anus
- *Vishwodari:* strömt vom Nabel aus und ist vergleichbar mit dem ‚Chi'

Nun zu den drei wichtigsten *Nadis*:

Shushumna, Ida und Pingala

Shushumna ist die zentrale Energieleitbahn des Körpers und verläuft vom Beckenboden durch unseren Spinalkanal, also durch unsere Wirbelsäule hinauf bis zum Schädeldach. An dieser *Nadi* sind auch die sieben Hauptchakren aufgereiht, weshalb die *Shushumna* nochmal bedeutungsvoller wird. Ist der Energiefluss in diesem Kanal gegeben, ist man ein sehr gefestigter Mensch, den so schnell nichts aus der Bahn wirft. Äußere Umstände wirken nicht mehr störend oder einengend und man ist mit sich selbst im Einklang. Links neben *Shushumna* liegt die *Ida Nadi.* Dieser Energiekanal geht ebenso vom Beckenboden aus und läuft dann über die linke Körperhälfte bis zum linken Nasenloch. Der Kanal steht für den weiblichen Part des Menschen, aber auch für Kreativität, Entspannung, Ruhe, Regeneration und Kühle. Auch weibliche Kräfte wie Intuition oder Hingabe finden hier ihren Ursprung. Rechts von *Shushumna* hingegen verläuft *Pingala Nadi,* der Energiekanal, der den männlichen Teil verkörpert. Er steht für rationales Denken, Aktivität, Kraft und auch Wärme. Prinzipiell findet ein ständiger Wechsel zwischen *Ida* und *Pingala* statt, was man auch im Sinne der Atmung beobachten kann. Circa alle 1 - 2 Stunden wechselt die Atmung so, dass entweder mehr Luft durch das rechte oder linke Nasenloch fließt. Je nachdem, durch welches Loch man besser Luft bekommt, ist gerade der weibliche oder der männliche Part aktiv. Ist das rechte Nasenloch offener, ist *Pingala* aktiv und das rationale Denken oder auch der Sport fallen leichter. Ist jedoch gerade das linke Nasenloch und somit *Ida* aktiv, fallen künstlerische Tätigkeiten oder auch Meditationen leichter. Um die Energie im Hauptkanal *Shushumna* fließen zu lassen, benötigen wir dieses Wechselspiel und somit das Gleichgewicht zwischen *Ida* und *Pingala.*

Hierbei möchte ich Ihnen auch sogleich eine erste kleine Übung bzw. einen Alltagstipp geben, um die Energie von *Ida* und *Pingala* selbst beeinflussen zu können:

Alltagstipp

Um das rechte Nasenloch zu aktivieren, sollten Sie sich auf die linke Seite legen und umgekehrt. Dieses Wissen können Sie sich zu eigen machen. Steht ein Gespräch bevor, bei dem Sie Ruhe bewahren möchten, benötigen sie *Ida,* also das linke Nasenloch. Legen Sie sich also vor dem Gespräch noch etwas auf die rechte Seite. Sind Sie hingegen zum Sport oder einem lustigen Abend eingeladen, ist *Pingala* von Vorteil, weshalb Sie sich auf die linke Seite legen sollten. Zusätzlich können Sie aber auch immer wieder im Alltag das rechte oder linke Nasenloch für einige Atemzüge verschließen und ganz bewusst den Kanal öffnen, den Sie gerade benötigen.

AURA UND KOSHAS

Sie haben bestimmt schon einmal den Begriff *Aura* gehört, der in enger Verbindung zu den Chakren steht. Bereits in den alten indischen Schriften wird die *Aura* als Hülle eines jeden Lebewesens bezeichnet. *Aura* selbst kommt vom griechischen Wort ‚Ávra' und bedeutet ‚Lufthauch' oder auch ‚Schimmer'. Diese schimmernde Hülle besteht aus elektromagnetischen Schichten, aus fünf an der Zahl, um genau zu sein. Die *Aura* ist bei jedem Menschen sehr individuell und stellt den persönlichen Energie- oder Lichtkörper dar, der den gesamten psychischen Körper umgibt, aber auch durchdringt. Dabei handelt es sich um die energetische Ausstrahlung eines Menschen, die auch für das Wohlbefinden und die Gesundheit zuständig ist.

In den Yogalehren besteht die *Aura* ebenso aus mehreren Schichten, die ineinanderfließen und *Koshas* genannt werden. Die einzelnen Schichten sind wie die Chakren übereinander durch die *Nadis* verbunden, sodass Energie zwischen allen Hüllen fließen kann. Jede individuelle *Aura* oder auch jede einzelne Schicht davon kann in unterschiedlichen Farben leuchten und von manchen Menschen auch gesehen werden. Aber auch, wenn man keine *Aura* sehen kann, spürt man sie oftmals. Sie kennen sicher auch das Gefühl, dass Sie jemanden auf Anhieb sympathisch finden oder sich instinktiv von jemandem fernhalten möchten. Dies kann dann vorkommen, wenn Ihr Energiesystem mit dem des Gegenübers kompatibel ist oder eben auch nicht.

Wie bereits erwähnt, stehen Chakren und die *Aura* als Gesamtes mit Hilfe der *Nadis* in enger Verbindung. Die Chakren sind mehr oder weniger die Verbindungsstellen des physischen Körpers mit dem spirituellen Körper, also dem sicht- und greifbaren Körper und dem unsichtbaren und nicht-greifbaren Körper. Die Chakren nehmen also Energien von außen auf und führen diese dann über die *Nadis* auch in die tiefergelegenen Hüllen. Nur so kann man schlussendlich reifen, lernen und mit sich selbst im Einklang sein. Betrachten wir also die verschiedenen Aura-Schichten von außen nach innen:

1. Annamaya Kosha

Die äußerste Hülle der *Aura* ist der *Annamaya Kosha*, also Ihr physischer Körper samt Muskeln, Faszien und Haut. Alles, was also von außen sichtbar ist, fällt in diesen *Kosha*. Dieser *Kosha* wird auch als Nahrungshülle bezeichnet, da ‚annamaya' zu Deutsch ‚Nahrung' bedeutet. Somit ist es auch logisch, dass wir diese Hülle stärken, indem wir ihr gesunde und qualitative Nahrungsmittel zuführen. Weiterhin nennt man den *Annamaya Kosha* auch ‚Ätherkörper'.

2. Pranamaya Kosha

Der *Pranamaya Kosha* bezeichnet den Energiekörper, in dem Ihre Lebensenergie *Prana* sitzt. Daraus erschließt sich auch der Name der Hülle, der so viel wie ‚Vitalität' bedeutet. Diese Hülle verbindet den Körper mit dem Geist und kann beispielsweise mit Atemübungen oder kreativen Tätigkeiten wie Singen oder Musizieren gestärkt werden. Spürbar ist die Energie dieser Hülle vor allem nach einer intensiven Sporteinheit, nach der man sich lebendiger und wacher fühlt. Dieser *Kosha* beinhaltet einerseits physisch gesehen den Blutkreislauf, den Stoffwechsel, die Temperaturregulation und das Atemsystem und feinstofflich gesehen alle Energiekanäle. So wird sowohl der sichtbare und unsichtbare Körper mit Energie versorgt. *Pranamaya Kosha* wird teilweise auch als ‚Emotionalebene' bezeichnet.

3. Manomaya Kosha

Die mittlere Schicht der *Aura* wird als *Manomaya Kosha* oder auch als ‚Informationskörper' bezeichnet. Teilweise hört oder liest man hierbei auch vom ‚Geistkörper'. Dieser *Kosha* wird als Sitz aller Gefühle, Bedürfnisse, Ängste, Wünsche und Erinnerungen angesehen. Diese Schicht sammelt Informationen und verarbeitet diese. Manas bedeutet ‚Geist' und somit stellt der *Manomaya Kosha* den Übergang zu dem sehr individuellen Unterbewusstsein dar. Oftmals wird diese Schicht als ‚Mentalebene' angeführt.

4. Vijnanamaya Kosha

Auf dem Weg nach innen geht es weiter mit dem *Vijnanamaya Kosha*, dem Sitz der Weisheit und der Intelligenz. Hier werden Eindrücke analysiert, reflektiert, verglichen und danach Entscheidungen und Handlungen getroffen. Hier festigt sich auch die Persönlichkeit, je nachdem, welche Entscheidungen man trifft. Der Name dieser Hülle bedeutet ‚Erkenntnis' und so gedeiht diese Hülle natürlich auch mit jeder Lebenserfahrung und jeder Lektion, die man durchlebt, genauso wie mit jeder Lehre, die man aus seinen Fehlern zieht. ‚Astralkörper' ist hier eine weitere gängige Bezeichnung.

5. Anandamaya Kosha

Der *Anandamaya Kosha* hat einen sehr positiven Namen und wird als ‚Glückskörper' bezeichnet. Hierbei handelt es sich um Ihren eigenen, innersten Kern. Hier liegt die Essenz der Seele, hier ist man mit sich selbst im Reinen. Jemand, der frei von Karma, negativen Eindrücken oder Leiden ist und ein hohes spirituelles Level erreicht hat, kann sich bewusst mit dieser Ebene verbinden. Unbewusst treten wir in unseren Träumen auf diese nicht greifbare Schicht zu und kehren somit in unser tiefstes Inneres ein. Diese Schicht nennt man auch ‚spirituellen Körper'.

EXKURS: KUNDALINI

Beschäftigt man sich ausgiebig mit dem Chakrensystem, kommt man um den Begriff *Kundalini* nicht umhin. Dieses Wort stammt ebenso aus dem *Sanskrit* und bedeutet wörtlich ‚Schlangenkraft' oder aber auch ‚die Aufgerollte'. *Kundalini* bezeichnet eine ätherische Kraft im Menschen, die am untersten Chakra, am Steiß, liegt. Bildlich wird sie oftmals als zusammengerollte Schlange dargestellt, deshalb auch der Name. In vielen Yogapraktiken wird die Kundalinienergie als schlummerndes Potential angesehen. Hier sitzen verborgene Talente und das Streben des Menschen nach mehr. Um die Schlange aufzuwecken und sein volles Potential ausschöpfen zu können, muss der Mensch durch diverse Praktiken all seine Chakren öffnen. Nur so kann sich die Schlange entfalten und sich – bildlich gesprochen – bis zum obersten Chakra hinaufschlängeln.

So findet der Mensch seine verborgenen Talente und schlussendlich auch die Erleuchtung. Nur so kann der jeweilige Mensch auch die Verbindung zur höchsten, obersten Energie bzw. Gottheit finden. Besonders beliebt ist hierbei das Kundalini-Yoga, das dabei helfen soll, alle Chakren zu aktivieren und danach die verborgene, schlummernde Kraft zu entfalten.

EXKURS: LOTUSBLUME UND CHAKRA?

Sind Sie schon vertraut mit der Chakrenlehre oder mit diversen Yogapraktiken und haben Sie vielleicht schon einmal bemerkt, dass die Chakren gerne mit Hilfe von Lotusblumen dargestellt werden? Hierbei hat jedes einzelne Chakra eine bestimmte Anzahl an Blütenblättern, in denen das jeweilige Chakrensymbol oder auch das passende Sanskritzeichen eingebettet ist. Warum aber ist die Lotusblüte so bedeutend in diesem Energiesystem?

Tatsächlich ist die Lotusblume an sich eines der ältesten Symbole der Erde und steht für Vollkommenheit und Erleuchtung. Betrachtet man das Wachstum einer solchen Blüte, hat dies schon etwas Besonderes an sich: Sie wächst meistens in trüben, morastigen Tümpeln und zeigt ihre farbenfrohe Pracht erst an der Wasseroberfläche. In der Morgendämmerung öffnet sie langsam ihre Blüten. In dieser moorhaften Umgebung mit viel dunklen Farben strahlt die Blüte energievoll hervor und gibt ein ganz besonders schönes Bild ab. Zusätzlich wird sie trotz der Tümpel, in denen sie wächst, nie schmutzig. Durch ihre noppenartige Struktur perlt der Schmutz von ihr ab, wenn sie sich nachts in das Wasser zurückzieht, sodass sie am nächsten Morgen makellos wiederauftauchen kann. Somit steht sie auch für Reinheit und Wiedergeburt. Sie haben bestimmt schon einmal vom Lotuseffekt gehört, der dieses Abperlen von Schmutz beschreibt. Symbolisch bezeichnet dies das Überwinden von Leid, Angst, Zerstörung und auch dem Irdischen. Wie die Blume sollen auch die geöffneten und gereinigten Chakren unsere Seele und unseren Körper vor Schmutz im übertragenen Sinne schützen.

Der Legende nach sollen die Lotusblüten auch erblüht sein, als Buddha seine ersten sieben Schritte auf der Erde getätigt hat. Hier ergibt sich ein Zusammenhang mit den sieben Hauptchakren des Menschen. Die Lotusblüte gilt also im Buddhismus als Ausdruck des Göttlichen und schützt – unter anderem – die Gläubigen als auch die buddhistischen Tempel. Auch Buddha selbst wird oftmals in einer Lotusblüte sitzend dargestellt. Dies soll vor allem die Reinheit, die Schöpfung und die Verbindung zwischen Himmel und Erde ausdrücken. Die Blume steht noch für viele weitere Bedeutungen wie Treue, Liebe, Reinheit oder Schöpferkraft und wird nicht umsonst auch als ‚Heilige Blume' bezeichnet.

Lotusblumen werden teilweise in verschiedenen Farben dargestellt, die wiederum unterschiedliche Bedeutungen haben. Ursprünglich wird sie als weiße Blüte dargestellt. Hierbei handelt es sich um die indische Lotusblüte, die für Reinheit und Göttlichkeit steht. Spirituell gesehen, steht die weiße Lotusblume für Perfektion und wird auch als *Pundrika* bezeichnet.

Utpala hingegen bezeichnet den blauen Lotus und verkörpert Ausdauer, Weisheit oder auch Beständigkeit. Hier geht es vor allem darum, seine eigenen Sinne beherrschen und wahrnehmen zu können. Die blaue Lotusblume steht in enger

Verbindung mit diversen Yoga- und Meditationspraktiken, da hier die eigene Wahrnehmung des Körpers eine zentrale Rolle spielt.

Die rote Lotusblume wird auch *Kamala* genannt und steht einerseits für Liebe und Leidenschaft, andererseits aber auch für Unschuld, Mitgefühl und ein reines Herz.

Die violette Lotusblume steht für das Sinnbild des Göttlichen, aber auch der mythischen Kraft. Diese Blüte wird mit der Fähigkeit der Selbsterkenntnis gleichgesetzt.

Padma nennt man den rosa Lotus, der für die höchste Erleuchtungsform steht und im Buddhismus Buddha repräsentiert bzw. generell für die höchste Gottheit steht.

Die 7 Hauptchakren

Nun kommen wir zum Kennenlernen der sieben Hauptchakren. Welche Chakren gibt es und welche spezifischen Aufgaben haben die jeweiligen Chakren? Was kann ein geöffnetes Chakra bewirken und welche Folgen hingegen kann ein blockiertes oder gestörtes Chakra haben? All dies umfasst dieses Kapitel, sodass Sie auf die folgende Energiearbeit bestens vorbereitet sind.

1. WURZELCHAKRA - MULADHARA

Urinstinkte, Lebenskraft, Vitalität, Stabilität und Sicherheit

Allgemeines

Muladhara bedeutet Stütze oder Wurzel und so steht das erste Chakra für Lebenskraft, Vitalität, Sicherheit, Körperlichkeit und Urvertrauen. Es befindet sich am Damm, also zwischen den Genitalien und dem Anus. Da es das erste Chakra ist, ist es wesentlich für die Entwicklung der restlichen Chakren und des spirituellen Geistes zuständig. Die Farbe dieses Chakras ist rot und das dazugehörige Element ist die Erde. Dargestellt wird das *Muladhara* als vierblättrige, rote Lotusblume. Zusätzlich wird es dem Planeten Mars zugeordnet. Physisch gesehen, ist das Wurzelchakra stark mit den Nebennieren verbunden und auch mit unserem Geruchssinn verknüpft.

Aufgabe und Funktion

Das Wurzelchakra stellt die Verbindung zum physischen, also greifbaren Körper sowie der physischen Umwelt, den Erdenergien und generell der greifbaren Umwelt dar. Dieses Chakra bietet uns Sicherheit und Stabilität und bildet die Basis für alle folgenden Chakren. Es stellt die Verbindung zur körperlichen Welt dar und hilft uns, uns auf die wichtige Energiearbeit einzulassen und unsere Chakren kennenzulernen.

Das Wurzelchakra steht auch für unsere Urinstinkte und für das (Über-)leben an sich. Es verkörpert das menschliche Bedürfnis nach Nahrung, Sicherheit,

Wärme, Heimat, Schutz und Geborgenheit. Nur durch das Wurzelchakra können wir geborgen und sicher im Leben stehen und Halt finden. Dieses Chakra strahlt seine Energie nach unten ab und verwurzelt uns regelrecht. Es ist für unsere Bodenständigkeit zuständig. Körperlich gesehen, steht das erste Chakra aufgrund seiner Nähe zum Unterleib in enger Verbindung mit dem gesamten Verdauungstrakt. Weiterhin ist dieses Chakra aber auch für das Lymphsystem, die Nase, das gesamte Skelettsystem, die Haut sowie für die Geschlechtsorgane zuständig. Ein geöffnetes Wurzelchakra beinhaltet also auch eine gute körperliche Verfassung. Wie bereits erwähnt, wird *Muladhara* dem Geruchssinn zugeordnet. Das Wurzelchakra wird bereits im Babyalter entwickelt, wo der Geruchssinn der dominanteste Sinn ist. Das Baby riecht, wer seine Mutter oder sein Vater ist und erkennt so auch, wenn es von jemand anderem getragen wird. Dies ist wichtig, um sich geborgen und sicher zu fühlen. Aus diesem Hintergrund erscheint es auch logisch, warum das Riechen Teil des Wurzelchakras ist.

Auswirkungen eines geöffneten Wurzelchakras

Jemand, der ein geöffnetes Wurzelchakra besitzt, zeichnet sich durch ein hohes Maß an Stabilität, Sicherheit und Urvertrauen aus. Äußere Umstände tangieren diese Menschen nicht großartig und ein stets optimistisches Lebensgefühl macht sich breit. Mit einem offenen *Muladhara* gibt man sich sorglos dem Strom des Lebens hin und nimmt Veränderungen und Hürden einfach an. Man vertraut sich und seinem Lebensweg und ist völlig geerdet und im Einklang mit sich und der Umwelt. Eine innere, lebensbejahende Haltung resultiert daraus und materielle Mängel oder Existenzängste scheinen wie weggeblasen.

Auch ein gesundes Selbstbewusstsein sowie Durchhalte- und Durchsetzungsvermögen sind Auswirkungen eines intakten Wurzelchakras. Somit sind Menschen mit einem geöffneten *Muladhara* meist sehr erfolgreich und beliebt.

Folgen eines blockierten Wurzelchakras

Erfährt jemand vor allem in frühester Kindheit zu wenig Geborgenheit und Sicherheit, kann das Wurzelchakra empfindlich gestört werden oder sogar vollständig blockieren. Aber auch im Erwachsenenalter leidet das Wurzelchakra, wenn es durch Existenzängste, Gewalt, fehlendem Lebenssinn, Traumata, Streitereien in der Familie oder ständigem Wechsel von Arbeit oder Wohnort geschwächt wird. Auch

Drogen, zu wenig Bewegung, erhöhter Medienkonsum sowie falsche Ernährung und ständiges Grübeln verschließen das *Muladhara.* Wichtig hierbei ist zu wissen, dass aber beinahe jeder Mensch mit einem intakten Wurzelchakra geboren wird. Probleme hier entstehen also immer im jetzigen Leben und werden kaum von früheren Leben übertragen. Betrachten wir nun also zuallererst die psychischen Auswirkungen, die ein blockiertes Wurzelchakra nach sich ziehen kann:

1. Negative Lebenseinstellung

Ist das Wurzelchakra blockiert, kann die positive Lebensenergie nicht fließen. Man fühlt sich unsicher und kämpft ständig mit der Angst, etwas Schlimmes würde passieren. Man verliert wortwörtlich den Boden unter den Füßen und ist prinzipiell allem und jedem gegenüber negativ eingestellt. Die wichtige Stabilität und Erdung fehlen. Diese Grundangst im gesamten Leben äußerst sich in weiterer Folge auch in allen anderen Chakren.

2. Heimatlosigkeit

Ohne Erdung fühlt sich der Betroffene heimatlos und nicht-zugehörig. Es fehlt ihm an innerer Sicherheit, Stabilität und auch an Selbstwertgefühl. Hinzu kommen hier oftmals starke Existenzängste oder auch finanzielle Probleme. Der Betroffene weiß nicht, wohin sein Leben ihn führt und ist oftmals sehr gehetzt, aber auch reizbar.

3. Angst vor Veränderung

Durch das fehlende Gefühl von Stabilität möchte der Betroffene seine Lebensumstände keinesfalls ändern. Er versucht seinen Alltag und sein Leben also so zu gestalten, wie es schon immer war. Hierbei gibt er sich selbst somit etwas an Sicherheit. Oftmals ist derjenige aber auch unfähig, sich auf Neues einzulassen, weil manche Dinge unsicher oder bedrohlich wirken. Er bleibt also auf der Stelle stehen.

4. Fehlgeleitete Emotionen

Durch die mangelnde Bodenständigkeit kann es bei einem blockierten ersten Chakra zu ausufernden Emotionen kommen. Dies kann einerseits bedeuten, dass der Betroffene eher lustlos und emotionslos wird und auch an Intimitäten kein Interesse hat, oder aber andererseits auch zu starken Aggressionen, Wutausbrüchen oder gesteigertem sexuellem Verlangen neigt.

5. Fluchtverhalten

All diese Problematiken können in ein Fluchtverhalten umschlagen. So flieht der Betroffene oftmals in den Konsum von Drogen, Medien, Nahrungsmitteln und Diverses. Auch Süchte wie Spielsucht, Magersucht oder Kaufsucht sind hier keine Seltenheit.

Nebenbei kann es aber auch zu verschiedenen körperlichen Problematiken kommen, die ich Ihnen noch gerne kurz und bündig aufzählen möchte:

- Immunschwäche und Energielosigkeit
- Haut- oder Knochenerkrankungen
- Erektile Dysfunktionen und Orgasmusproblematiken
- Chronische Müdigkeit und wenig Ausdauer
- Hämorrhoiden und Prostatabeschwerden
- Menstruationsbeschwerden
- Blutarmut
- Darmerkrankungen und Verdauungsprobleme jeglicher Art

2. SAKRALCHAKRA – SVADHISTANA

Lebensfreude, Sexualität, Emotionen, Kreativität und Schaffenskraft

Allgemeines

Das zweite Chakra, das Sakralchakra, wird auch *Svadhistana* genannt, was so viel wie ‚Lieblichkeit' oder ‚Süße' bedeutet. Dieses Chakra steht vor allem für Schaffenskraft und Lebenslust, aber auch für die kreative Energie im Leben, Lebensfreude, Emotionen, Sexualität, Schöpferkraft und Lebendigkeit. Es sitzt ungefähr eine Handbreit unterhalb des Bauchnabels, in etwa auf Höhe der Hüftknochen. *Svadhistana* wird dem Element des Wassers zugeordnet und erscheint in orangefarbenem Licht. Symbolisch wird dieses Chakra als sechsblättriger, orangener Lotus dargestellt und dem Planeten Venus zugeordnet. Es ist mit unserem Geschmackssinn verknüpft und hängt eng mit den Keimdrüsen, also mit der Produktion von Testosteron, Östrogen und Progesteron zusammen.

Aufgabe und Funktion

Das Sakralchakra steht vor allem für das Empfinden purer Lebenslust sowie für Leidenschaft und Lebendigkeit. Dinge wollen erlebt und ganz bewusst genossen werden. Reize werden aufgesaugt und verarbeitet. Das Sakralchakra steht für den Genuss des Lebens und die positiven Dinge darin.

Auch das Ausdrücken und Erleben von Emotionen ist hier ein großer Bestandteil. Unsere gesamte Sinneswelt hängt also mit dem Sakralchakra zusammen. Das Erleben, Schmecken und Berühren der Welt mit all unseren Sinnen sowie unsere Sexualität sind Themen des *Svadhistana.*

Ganz wichtig ist das zweite Chakra für unsere Kreativität. Hier können wir uns entfalten und auch unsere Emotionen einbringen. Eng damit verbunden ist die Schaffenskraft, die ihren Ursprung ebenso im Sakralchakra hat. Wiederum mit der Schaffenskraft in Zusammenhang steht der Fortpflanzungstrieb, der ja die oberste Form des Schaffens darstellt: Neues Leben wird generiert.

Wie bereits erwähnt, ist der Geschmackssinn hier der zugehörige Sinn. Dies können Sie sich bildlich vorstellen: Ihre Seele möchte das Leben schmecken. Dies sieht man vor allem auch bei Kleinkindern zwischen dem dritten und fünften Lebensjahr, die viele Dinge über den Mund und die Zunge entdecken und erschmecken. In dieser Zeit wird auch das Sakralchakra gebildet. Somit ist es in dieser Kleinkinderzeit wichtig, den Kindern diese Erfahrungen zu erlauben und ihnen auch zu ermöglichen, Emotionen zu zeigen und Lebenslust zu spüren. Äußerst wichtig ist das Sakralchakra dann auch noch in der pubertären Zeit, wo sich die sexuelle Identität entwickelt.

Körperlich gesehen ist das Sakralchakra für die Genitaldrüsen, aber auch für das Nervengeflecht der Lendenwirbelsäule verantwortlich. Somit steht es in Zusammenhang mit den weiblichen und männlichen Geschlechtsorganen sowie den (Neben-)Nieren, Harnleitern und der Harnblase. Entwicklungsgeschichtlich hängt auch der Mundapparat stark mit den Geschlechtsorganen zusammen, weshalb das Sakralchakra auch Einfluss auf Mund und Zunge hat.

Auswirkungen eines geöffneten Sakralchakras

Leidenschaft und Lebendigkeit – dies sind wohl die zwei bedeutendsten Auswirkungen, die ein geöffnetes Sakralchakra mit sich zieht. Menschen mit offenem

Svadhistana sehen das Leben als Spiel, an dem sie lustvoll und freudig teilnehmen. Sie leben im Hier und Jetzt und nehmen das Leben bewusst und mit all ihren Emotionen wahr. Sie verstecken ihre Gefühle nicht, sondern nehmen sie an, wie sie sind und bringen diese auch zum Ausdruck.

Weiterhin bewirkt ein geöffnetes Sakralchakra ein ausgiebiges, lustvolles und vor allem hingebungsvolles Sexualleben. Es fällt einem leicht, sich fallen zu lassen und sich einem anderen Menschen ohne Scham hinzugeben. Die sexuelle Energie kann fließen und der Akt des Geschlechtsverkehrs wird so zu einem besonders intensivem.

Menschen, die ihr Sakralchakra geöffnet haben, kennen kaum Scham oder Schuld und zeichnen sich durch tiefe Selbstakzeptanz und Selbstliebe aus. Sie nehmen sich mit all ihren Bedürfnissen und Begehren hin und leben diese auch aus. Meist sind diese Menschen auch sehr kreativ und bringen ihre Emotionen auch malerisch oder gesanglich zum Ausdruck. Durch den Einklang mit sich selbst finden sie auch schnell Zugang zu anderen Leuten und führen meist sehr harmonische Beziehungen. Ein offenes *Svadhistana* bedeutet auch eine gute Verbindung zwischen den Grundschichten der Psyche und dem physischen Körper. So geht man sowohl auf seine körperlichen als auf auch seine seelischen Bedürfnisse genügend ein und hört auf die innere Stimme.

Dieses Chakra, das auch für die Fortpflanzung zuständig ist, bestärkt den jeweiligen Menschen auch in seiner Rolle als Vater oder Mutter. Ein Elternteil mit offenem *Svadhistana* fühlt sich absolut wohl in seiner Rolle und kann äußerst souverän mit den kindlichen Emotionen oder der pubertären Wechsellaune umgehen.

Folgen eines blockierten Sakralchakras

Blockaden des zweiten Chakras entstehen meistens aus einem der zwei Gründe: Entweder man ist durch zu intensive emotionale oder sexuelle Erfahrung überwältigt und überfordert oder aber man hat bis dato einen großen Mangel an diesen Erfahrungen erlitten. So kann das Sakralchakra entweder über- oder unteraktiv sein. Bereits in der Kindheit kann es diesbezüglich zu Blockaden kommen, wenn man seine eigenen Bedürfnisse nicht ausleben durfte oder oftmals für Emotionsausbrüche gerügt wurde. Fehlende Zuneigung oder Unterdrückung der Gefühle können genauso Gründe sein wie sehr überwältigende, emotionale Erfahrungen oder zu wenig oder gar keine Nähe und Zärtlichkeit. Natürlich sollte hier auch erwähnt werden, dass jede Form von sexuellem Missbrauch das Sakralchakra stark aus dem Gleichgewicht bringt. Wird in der Pubertät die Sexualität – aus welchen Gründen auch immer – durch einen selbst oder durch sehr strenge, konservative Erziehung der Eltern unterdrückt, führt dies ebenso zu einer Hemmung des zweiten Chakras.

Auswirkungen hierbei auf psychischer Ebene können folgende sein:

1. Emotionale Störung
Der Betroffene hat Probleme dabei, seine eigenen Gefühle zuzulassen oder auszudrücken. Weiterhin fällt es aber auch schwer, die Emotionen der Mitmenschen nachzuvollziehen und auf diese einzugehen. Demnach fühlt sich der Betroffene oftmals auch einsam und vom Leben abgeschnitten. Emotionslosigkeit äußert sich generell in einem Gefühl der Leblosigkeit und des Dahinvegetierens.

2. Verlust der Lebensfreude
Ist das Sakralchakra blockiert, kann die lustvolle Lebensenergie nicht fließen. Demnach ist es logisch, dass Betroffene kaum Lebensfreude verspüren. Der Drang, Neues zu entdecken und zu erleben, ist sehr gering und man lebt vermehrt in den Tag hinein, als ihn wirklich zu genießen.

3. Sexuelle Problematiken
Sexuelle Dysfunktionen sind beim blockierten Sakralchakra immer vorhanden. Dies kann sich insofern äußern, als dass der Betroffene eine generelle Abneigung zu Sex oder intimen Berührungen entwickelt. Hier handelt es sich oftmals um die Unfähigkeit, Berührungen zu genießen, geschweige denn, Lust oder einen Orgasmus zu empfinden. Andererseits kann ein blockiertes Sakralchakra aber auch zu Nymphomanie und Sexsucht führen.

Auch hier kann es zusätzlich zu körperlichen Problematiken kommen:

- Chronische Müdigkeit
- Erkrankungen der Eierstöcke und der Gebärmutter
- Erkrankungen der Prostata und Hoden
- Potenzstörungen

- Pilzerkrankungen des Intimbereichs und andere Geschlechtskrankheiten
- Nieren-, Blasen- und Harnwegsinfekte
- Hüft- und Lendenschmerzen sowie mangelnde Flexibilität in diesem Bereich
- Verstopfungen

3. SOLARPLEXUSCHAKRA – MANIPURA

Persönlichkeit, Macht, Willenskraft, Unterbewusstsein und Individualität

Allgemeines

Manipura oder Solarplexuschakra nennt sich das dritte Chakra, das sich in der Mitte des Oberbauches befindet. Hier liegt der sogenannte *Solarplexus* – ein wichtiges Nervengeflecht, das auch aufgrund seiner vielen Verästelungen als Sonnengeflecht bezeichnet wird. *Manipura* kann mit ‚Sitz der Edelsteine' oder ‚leuchtendes Juwel' übersetzt werden. Dieses dritte Chakra wird dem Element Feuer, dem Planeten Mars, der Farbe Gelb und der Sinneswahrnehmung Sehen zugeordnet. Sein Symbol ist eine gelbe, zehnblättrige Lotusblüte. Das Solarplexuschakra spielt eine sehr wichtige Rolle in der Entwicklung der eigenen, sehr individuellen Persönlichkeit. Wichtig sind hier die Themen der Selbstkontrolle- und Selbstfindung, Willenskraft, Durchsetzungsvermögen, Macht und Leistung. Einen engen Zusammenhang findet man hierbei auch mit dem gesamten Verdauungssystem sowie vor allem auch mit der Bauchspeicheldrüse.

Aufgabe und Funktion

Im Solarplexuschakra sitzt das Eigenverständnis für uns selbst, unsere Persönlichkeit und auch unsere Macht oder Auswirkung auf die Umwelt. Das *Manipura* ist dafür zuständig, ein gesundes Ego zu entwickeln, also eine kraftvolle, gesunde und spirituelle Persönlichkeit zu werden. Dieses dritte Chakra speichert unsere Erfahrungen, Erinnerungen, Ängste sowie Sorgen und bietet uns einen Zugang zu diesen oft unbewussten Gedächtnisinhalten. Um diese Lebenserfahrung herum bildet sich dann unsere ganz eigene Individualität aus.

Kraft und Macht im positiven Sinne sind ein weiteres Thema des *Manipura*: Hierbei geht es um Selbstbewusstsein, Handlungsfähigkeit, Integrität und auch

Klarheit. Demnach wird dieses Chakra mit dem Element des Feuers verbunden. Es soll das Licht unserer Seele widerspiegeln und für eine leuchtende, strahlende Energie ins uns stehen. Zugleich hängt mit Kraft und Macht aber auch Negatives wie Wut, Dominanz oder Aggression zusammen. Zusätzlich liegt im Solarplexuschakra unser Antrieb und unsere Motivation, Ideen zu verwirklichen und die eigenen Bedürfnisse zu stillen. Da das *Manipura* uns einen Zugang zum Unterbewusstsein schafft, bildet das dritte Chakra auch unser bekanntes Bauchgefühl, das spirituell gesehen auch gerne als ‚Bauchgehirn' bezeichnet wird.

Betrachtet man die physische Ebene, ist das Solarplexuschakra für den gesamten Verdauungsvorgang zuständig. Vor allem Magen, Leber, Milz, Gallenblase, Bauchspeicheldrüse und das vegetative Nervensystem werden über das dritte Chakra gesteuert.

Der zugeordnete Sinn dieses Chakras ist das Sehen. Im übertragenen Sinne bedeutet dies, die Welt und sich selbst zu sehen, wahrzunehmen und dieses Welt- und Eigenbild mit den eigenen Gedanken und Gefühlen abzugleichen. Spirituell gesehen hilft das Solarplexuschakra auch, das emotionale Feld anderer wahrzunehmen und so intuitiv die Energie oder die Gefühls- und Gedankenwelt der Familie oder des Freundeskreises wahrzunehmen und zu spüren.

Zwischen dem 5. und 12. Lebensjahr prägt sich das Solarplexuschakra vollkommen aus. Hier entwickeln sich vor allem das selbständige Denken und innere Strukturen sowie Verhaltens- oder Denkmuster. Ganz wichtig sind hierbei Herausforderungen, die das Kind an seine Grenzen bringen, aber dennoch machbar sind. Zu starke Hürden lassen Selbstzweifel aufkommen und können das Chakra blockieren. Lob und konstruktive Kritik bewirken hier ein positives, achtsames Selbstbild.

Auswirkungen eines geöffneten Solarplexuschakras

Jemand, der ein geöffnetes *Manipura* besitzt, lebt im Einklang mit sich und seinem Unterbewusstsein und ist zu einem reifen Erwachsenen herangewachsen. Dieser Jemand besitzt ein gesundes Selbstwertgefühl und die Fähigkeit, über sich selbst zu reflektieren. Ein offenes Solarplexuschakra hilft dabei, die eigenen Schwächen und Stärken zu erkennen und diese anzunehmen. Somit fällt es auch leichter, Vorhaben in die Tat umzusetzen, seine Fähigkeiten einzusetzen und bei den eigenen Schwächen jemanden um Hilfe zu bitten.

Zusätzlich ist es dafür da, eigene Meinungen einerseits zu bilden, aber auch zu vertreten und dafür einzustehen. Der Selbstwert ist so gefestigt, dass man für sich geradesteht, auch wenn man als Einziger eine bestimmte Ansicht vertritt. Menschen mit einem geöffneten Solarplexuschakra sind sehr gute Gesprächs- und Diskussionspartner, da sie selbst auch offen für die Meinung ihrer Mitmenschen sind.

Mit Hilfe des dritten Chakras bewältigt man auch Hindernisse deutlich gelassener und geht fokussierter durchs Leben, um seine Ziele zu erreichen. Hierbei ist man jedoch nicht verträumt und illusorisch, sondern kann seine eigenen Fähigkeiten realistisch einschätzen.

Das Chakra ermöglicht es uns überdies, eine Harmonie zwischen unserem Intellekt und unseren Emotionen herzustellen, sodass man auch von starken Emotionen und Gefühlsausbrüchen nicht überrollt oder betäubt wird. Dies bedeutet jedoch nicht, dass Menschen mit einem starken *Manipura* nur den Verstand walten lassen, ganz im Gegenteil: Sie sind sehr einfühlsame Menschen, die jederzeit ein offenes Ohr haben und durch ihre Erfahrungen und ehrliche Anteilnahme an anderen oftmals auch als Seelentröster fungieren.

Ruhe, Nervenstärke, Besonnenheit und Konzentriertheit sind nur einige Eigenschaften, die uns das *Manipura* schenken kann. Zusätzlich belohnt uns dieses geöffnete Chakra mit einem Gefühl tiefer Sicherheit und Entscheidungsfähigkeit. Kurzum gesagt, findet man durch das Solarplexuschakra seinen Platz im Leben.

Folgen eines blockierten Solarplexuschakras

Blockaden des *Manipura* liegen meist in der Kindheit begraben, wenn es zu emotionalen Verletzungen wie Missbrauch, Vernachlässigung, Liebesentzug, Manipulation oder Dominanzverhalten kommt. Aber auch spätere Traumata können das Chakra empfindlich stören. Belastende Erlebnisse, die wir wortwörtlich nicht verdauen können, aber auch ständige Kritik an der eigenen Person oder psychische Angriffe sind nur wenige Gründe für ein blockiertes Solarplexuschakra. Werden wir – aus welchen Gründen auch immer – mit Negativität überschüttet und wird unser Wert, unsere Fähigkeit und unser Selbst nicht geschätzt und gefördert, kann sich das Solarplexuschakra definitiv nicht öffnen. Da dieses Chakra jedoch der Sitz unserer Persönlichkeit ist, ist es nur logisch, dass aus Blockaden hier sehr schwerwiegende Folgen auf psychischer Ebene entstehen können:

1. Emotionale Instabilität

Ist man nicht gefestigt in seiner Persönlichkeit, ist es kein Wunder, dass man sich oftmals machtlos und überfordert fühlt. Dies äußert sich in Dingen wie Verzweiflung, Angst, Wut, Ausweglosigkeit und Überforderung. Bei einem blockierten *Manipura* kann es zu einer extremen emotionalen Instabilität aufgrund von Überforderung kommen.

2. Negative Gefühlsausbrüche

Durch die erwähnte Überforderung sehen sich diese betroffenen Menschen manchen Dingen nicht gewachsen und können Erlebnisse und Erfahrungen nicht qualitativ verarbeiten. So kann es zu ausufernden Gefühlsausbrüchen kommen, die sich in Wut, Aggression, Selbstzweifel, Selbsthass, Grenzverlust oder Kontrollwahn äußern. Im Gegenzug kann es aber auch sein, dass Betroffene sehr gefühlskalt wirken, beinahe apathisch, da sie zwanghaft versuchen, ihre innere Unruhe unter Kontrolle zu halten.

3. Willenslosigkeit

Ohne ein gefestigtes Selbstbild ist man leicht manipulierbar und kontrollierbar. So sind Menschen mit einem blockierten dritten Chakra oftmals auch macht- und willenlos und lassen sich gerne vom Umfeld beeinflussen. Sie haben häufig keine eigene Meinung oder schlichtweg nicht den Mut, diese zu vertreten, weshalb sie sich an andere anpassen. Aus Angst, vor den Kopf gestoßen zu werden, stellen sie ihre eigenen Bedürfnisse hintenan. Dieses ständige Zurückstecken der eigenen Bedürfnisse und des eigenen Selbst kann in Selbsthass ausarten.

4. Opferrolle

Obwohl sich Betroffene meist SELBST hintergehen und sich viel Leid selbst zufügen, sehen sie sich oft als Opfer der Umwelt. Sie fühlen sich vernachlässigt, nicht geliebt und nicht wahr- oder ernstgenommen. Auch Neid auf andere spielt hier eine bedeutende Rolle.

Betrachtet man die Auswirkungen eines blockierten *Manipura* auf körperlicher Ebene, zeigt sich hier ebenso eine Vielzahl an möglichen Störungen:

- Verdauungsprobleme aller Art
- Magenschmerzen
- Diabetes und Adipositas
- Atemprobleme wie beispielsweise Asthma
- Leber- und Gallenerkrankungen
- Augenerkrankungen und Sehstörungen
- Allergien
- Hauterkrankungen
- verspannte Muskulatur, vor allem im Gesicht

4. HERZCHAKRA – ANAHATA

Reine Liebe, Mitgefühl, Hingabe, Dankbarkeit und Heilung

Allgemeines

Das vierte Chakra, das Herzchakra, wird auch *Anahata* genannt und bedeutet so viel wie ‚innen' oder ‚nicht verletzt'. Im übertragenen Sinne bedeutet dies, dass der Mensch ganz tief in seinem Herzen immer unverletzt und unversehrt bleibt. Das Herzchakra befindet sich – wie der Name schon vermuten lässt – in der Mitte der Brust auf Höhe des Herzens. Es bildet außerdem die Mitte der sieben Chakren und stellt somit das Bindeglied zwischen den unteren und den oberen Chakren dar. Das symbolisiert die Verbindung zwischen der weltlichen und spirituellen Ebene oder auch zwischen dem Menschen an sich und seiner Seele.

Das Herzchakra steht in Zusammenhang mit der Farbe (hell-)grün und dem Element Luft und wird als zwölfblättriger Lotus dargestellt. Es wird außerdem dem Jupiter und dem Tastsinn zugeordnet. Die Hauptthemen des Herzchakras sind unter anderem Liebe, Hingabe und Vertrauen, aber auch Schmerz, Trauer und Vergebung.

Aufgabe und Funktion

Das Herzchakra steht vor allem für die Verarbeitung aller Gefühle wie Mitgefühl, Hingabe, Liebe, Dankbarkeit, aber auch Trauer und Schmerz. Vor allem befähigt es uns, bedingungslos und wahr zu lieben und sich dieser Liebe hinzugeben. Im Herzen ist die allumfassende Liebe verankert, die nicht wertend agiert, sondern alle Mitmenschen und die gesamte Umwelt so annimmt, wie sie sind und diese nicht verurteilt. Während es beim Sakralchakra vermehrt um die sexuelle Liebe geht, sitzt im Herzchakra die reine Liebe, die sowohl Hingabe, Harmonie, Empathie als auch Mitgefühl, Menschlichkeit, Güte und Vergebung beinhaltet.

Der Tastsinn spielt beim *Anahata* eine große Rolle und kann außerdem im übertragenen Sinne gesehen werden: Im Herzchakra sind wir an unserer Seele berührbar und spürbar. Es geht um das Fühlen, Spüren, Berühren, aber auch um das Berührtwerden. Demnach ist es verständlich, warum genau dieser Sinn für das Herzchakra zuständig ist. Auch die starke Verbindung zwischen *Anahata* und den Händen wird somit klar. Durch die Hände wird symbolisch die Fähigkeit dargestellt, umarmen zu können, berühren zu können und fühlen zu können. Ein geöffnetes Herzchakra bedeutet so starke und bedingungslose Liebe, dass kein Schmerz und keine Dunkelheit jemals so groß sein könnten, das Herz zu verletzen. Daraus ergibt sich auch der Name dieses Chakras.

Das Herzchakra wird genährt durch die Erfahrung des Gebens und des Nehmens, des Liebens und Geliebtwerdens. Dabei handelt es sich nicht nur um die Liebe zu einer anderen Person, sondern auch zur Umwelt an sich, zu Gott, zu allen Lebewesen und nicht zuletzt auch zu uns selbst. Die Quelle dieser Liebe sitzt in uns selbst und ist unerschöpflich. Erst wer die Liebe zu sich selbst erkannt hat, kann diese reine Liebe auch nach außen fließen lassen und sie verströmen.

Das Herzchakra ist auch dafür zuständig, alte Wunden und negative Erfahrungen zu heilen. Es steht für Vergebung und Akzeptanz uns selbst und anderen gegenüber. Zusätzlich hilft es uns, die tiefsten Herzenswünsche zu erkennen und auszuleben. Außerdem steht es für spirituelles Wachstum und öffnet den Weg zu höheren Bewusstseinsebenen. Körperlich gesehen, ist *Anahata* mit dem Herz und der Lunge verbunden. Aber auch für den gesamten Brustkorb, den oberen Rücken, den Blutkreislauf sowie für die Haut und die Thymusdrüse ist das vierte Chakra zuständig.

Die Erfahrungen, die der Mensch zwischen seinem 12. und 18. Lebensjahr macht, sind maßgeblich für die Ausprägung des Herzchakras zuständig. Bis zum zwölften Lebensjahr hat der junge Mensch mit Hilfe des Solarplexuschakras seine eigene Persönlichkeit und sein Selbst gefunden. Nun kann er sich auch anderen gegenüber öffnen und die reine Liebe zu sich und der Umwelt entfalten. Mitgefühl, Menschlichkeit, aber auch das Gefühl von Verbundenheit entwickeln sich in dieser Lebensphase. Die ersten Verliebtheiten und Beziehungen prägen das Herzchakra und bauen dieses weiter auf. Auch mit Liebeskummer und Schmerz lernt der junge Erwachsene umzugehen und bestenfalls findet er zuallererst die Liebe zu sich selbst, bevor er sich bedingungslos einem Partner öffnen kann.

Auswirkungen eines geöffneten Herzchakras

Erkennt man den Quell der Liebe in sich selbst und liebt sich bedingungslos, kann sich das Herzchakra entfalten. Geleitet vom *Anahata* folgt man den Empfindungen des Herzens und vertraut seinen Gefühlen. Mit einem offenen Herzchakra liebt und akzeptiert man, ohne selbst etwas zu erwarten. Man ist frei von Abhängigkeiten oder den Erwartungen anderer und verschenkt seine Liebe, sein Mitgefühl und seine Zeit selbstlos, da man erkannt hat, dass die Liebe unendlich fließen kann und jeder diese verdient hat. So tritt man auch im Kontakt mit anderen deutlich gelassener und harmonischer auf und spürt oftmals eine besondere Verbindung zu den Seelen der Umwelt.

Auch Sie haben bestimmt schon jemanden kennengelernt, der ein geöffnetes Herzchakra hat. Diese Menschen sind tatsächlich spürbar, da sie eine allumfassende Liebe ausstrahlen, die das Gegenüber sanft einhüllt. Diese Mitmenschen können sich an jeder Kleinigkeit des Lebens und an jeder Begegnung freuen. Meist lachen sie viel und strahlen einen ansteckenden Optimismus aus, weshalb man gerne mit ihnen Zeit verbringt. Das Herzchakra befähigt den Menschen, wahre Liebe zu geben, aber auch empfangen zu können. Zusätzlich wird der Blick für Schönheit, Harmonie, Kunst und Natur geschärft. Es herrscht eine tiefe Verbundenheit mit der Umgebung und das tiefe Gefühl der Dankbarkeit begleitet diese Menschen im gesamten Alltag.

Folgen eines blockierten Herzchakras

Erlebt der junge Mensch während des Ausprägens des vierten Chakras Zurückweisung, tiefe Verletzungen, Trauer oder enormen Liebeskummer, kann sich das Herzchakra verschließen. Das Bedürfnis nach Beziehung und Nähe wird in der Pubertät oftmals abgelehnt oder missverstanden und somit kann es zum emotionalen Rückzug oder aber auch zu nur oberflächlichen Beziehungen kommen. Auch andere belastende Lebensumstände dieser Zeit blockieren das Herzchakra.

Interessant zu wissen ist jedoch auch, dass Blockaden im Herzchakra oft karmischer Natur sind und von einem früheren Leben herrühren. Es gibt unzählige Gründe, die eine Blockade auslösen können. Einerseits entsteht eine solche Blockade oftmals nach einer abhängigen und nicht erfüllenden Partnerschaft. Das Verlassen- oder auch Betrogenwerden schmerzt genauso wie generelle Ablehnung, Verrat, Verlust, Scheidung, Liebeskummer, Trauer oder Trennung. All dies hinterlässt Spuren im Herzchakra. Aber auch wir selbst können für eine Störung dieses Chakras verantwortlich sein. Es kann durchaus vorkommen, dass wir ein Gegenüber ebenso verletzen oder jemandem eine harte Trennung zumuten, sodass wir selbst das Gefühl haben, uns nicht vergeben zu können und keine Liebe mehr verdient zu haben. Alles in allem führt vor allem starker emotionaler Schmerz zum Verschließen des *Anahata*. Welche Auswirkungen kann dies auf unsere Psyche haben?

1. Verweigerung & Unfähigkeit

Viele Menschen, deren Herzchakra geschlossen ist, verweigern sich der Liebe oder haben das Gefühl, unfähig zu sein, überhaupt wahre Liebe fühlen zu können. Dies ist oftmals auch eine Art Selbstschutz, um nicht wieder eventuellen emotionalen Schmerz oder Liebeskummer erfahren zu müssen. Diese Menschen verschließen sich oftmals und lehnen ganz bewusst Chancen auf eine Beziehung ab, die sich ihnen bieten würde.

2. Groll und Rachsucht

Gerade dann, wenn man stark verletzt wurde und man beispielsweise lang an den Folgen einer Trennung zu kämpfen hatte, steckt man sich häufig in die Opferrolle. Groll, Rachsucht und Eifersucht sind hier keine Seltenheit. Die negativen Gefühle jedoch behindern einen im Weiterkommen und im Wiederöffnen seines Herzens. So steckt der Betroffene in seinen negativen Gefühlen fest.

3. Kälte oder Distanzlosigkeit

Menschen mit einem blockierten *Anahata* können sehr vielfältig auftreten. Einerseits scheinen sie oftmals sehr gefühlskalt und wenig einfühlsam. Sie verschließen sich der Liebe. Andererseits kann sich aber auch eine gewisse Distanzlosigkeit entwickeln, da der Mensch sein unterdrücktes Bedürfnis nach Liebe anderwärtig befriedigen will. So kann es durchaus zu wilden Sexabenteuern und Körperlichkeiten kommen, jedoch immer ohne Gefühle.

4. Misstrauen

Misstrauen und Skepsis sind häufige Folgen eines gestörten vierten Chakras. Man hat durch schlechte Erfahrungen gelernt, niemandem mehr zu vertrauen. Ebenso wie das Verschließen der Gefühle, ist also auch das Misstrauen reiner Selbstschutz. Dies macht den Umgang mit anderen Personen nicht einfacher und so kann es durchaus zur Vereinsamung kommen.

5. Zwangsverhalten

Um das Bedürfnis nach Liebe zu befriedigen, ohne seine Gefühle dabei einschalten zu müssen, suchen sich einige Betroffene Zwangshandlungen, die sie von ihrer Leere ablenken. Dies kann sich beispielsweise in einer Sex- oder Spielsucht äußern oder auch in einem starken Fokus auf Geld oder Erfolg. Schlimmstenfalls versucht man aber, seine Leere mit Drogen zu füllen.

Körperliche Folgen, die ein blockiertes Herzchakra mit sich ziehen, sind folgende:

- Herzerkrankungen und Herzrhythmusstörungen
- Blutdruckschwankungen
- erhöhte Cholesterinwerte
- Durchblutungsstörungen
- Lungenerkrankungen, Asthma und Allergien
- Rheuma und Gelenksproblematiken
- Immunschwäche

5. HALSCHAKRA - VISSUDHA

Kommunikation, Selbstausdruck, Wahrheit, Intuition und Kreativität

Allgemeines

Das fünfte Chakra oder *Vissudha* liegt am Hals im Bereich des Kehlkopfes. Wörtlich übersetzt bedeutet sein Name ‚rein' oder ‚reinigen'. Es wird auch als Hals- oder Kehlkopfchakra bezeichnet. Seine Farbe ist hellblau und sein Symbol ist die sechzehnblättrige Lotusblüte. Dieses Chakra steht in Verbindung mit dem Element Äther und dem Planeten Saturn. Die zugehörige Sinneswahrnehmung ist das Hören. Körperlich ist es verbunden mit dem Hals, der Stimme, dem Kiefer sowie der Luft- und Speiseröhre. Besonderen Einfluss hat das Halschakra auf die Thymusdrüse, einer sehr kleinen Drüse im Halsbereich, die für unser Immunsystem maßgeblich verantwortlich ist. Das Halschakra steht für die Wahrheit und den Ausdruck der Seele und beinhaltet Themen wie Kommunikation, Ausdruckskraft, Kreativität und Beziehungsführung.

Aufgabe und Funktion

Die Verbindung zwischen Außen und Innen ist die Hauptaufgabe des Halschakras. Somit stellt *Vissudha* eine Brücke dar, mit Hilfe derer wir unsere Erfahrungen der ersten vier Chakren nach außen transportieren können.

Kommunikation ist das zentrale Element des fünften Chakras. Der Mensch möchte seine Gefühle, Gedanken, aber auch seine Persönlichkeit mitteilen und dies geschieht vorrangig über die Stimme. Die Sprache und der Wortschatz sind also im Halschakra verankert und ermöglichen uns, unser Mitteilungsbedürfnis auszuleben. Auch die Wahrheit liegt im Halschakra, sodass es uns davon abhält, Lügen zu verbreiten und Misstrauen zu säen. Außerdem werden auch eigene Glaubenssätze mit Hilfe des Halschakras überprüft und analysiert, sodass wir selbstbestimmt, unabhängig und frei leben können.

Nicht nur die Sprache an sich, sondern auch die nonverbale Kommunikation über Mimik und Gestik fällt in die Zuständigkeit des *Visshudas.* Als Ausdruck unseres Selbst und unserer Gefühle benutzen wir oft künstlerische Tätigkeiten wie das Malen, den Tanz, das Theater, die Literatur oder natürlich auch das Singen und

Musizieren. Somit findet auch der Selbstausdruck über Kreativität im fünften Chakra seinen Platz. Das Halschakra ermöglicht uns auch, die innere Stimme wahrzunehmen und uns unserem Geist zu öffnen.

Besonders zwischen dem 16. und 21. Lebensjahr wird mit vermehrter Kommunikation und Interaktion mit der Umwelt das Halschakra geprägt. In dieser Zeit sind viele Menschen in der Ausbildung oder treten in die Arbeitswelt ein. Sich selbst zu artikulieren und seine Meinung kundzutun, ist ein wichtiger Bestandteil dieses Lebensabschnittes.

Auswirkungen eines geöffneten Halschakras

Ein geöffnetes Halschakra befähigt uns, unsere Empfindungen, Meinungen und Gedanken offen auszusprechen und zu artikulieren. Man steht zu seiner eigenen Meinung, ist jedoch auch offen für die Perspektiven anderer. Demnach werden Menschen mit einem offenen *Vissudha* sehr oft als gute Zuhörer bezeichnet, da sie sich ihrer nicht vorhandenen Fehlerlosigkeit auch bewusst sind und neue Ansichten gerne annehmen oder diese zumindest anhören und akzeptieren. Auch vor Diskussionen oder Streitgesprächen schrecken diese Menschen nicht zurück, da sie diese Art der Kommunikation als Horizonterweiterung und Erfahrung ansehen.

Ein geöffnetes fünftes Chakra steht auch für Improvisation, Inspiration und Kreativität. Diesen Menschen fällt es leicht, neue Dinge auszuprobieren, sich vielfältig künstlerisch zu betätigen und sich im Falle eines Falles auch einen einfallsreichen Plan B auszudenken. Somit eröffnet uns das Halschakra auch ein gewisses Maß an Spontaneität und Einfallsreichtum.

Da Menschen mit einem stabilen Kehlkopfchakra ihre Empfindungen und Wünsche sehr gut wahrnehmen können, sind sie auch in der Lage, Träume und Ziele zu manifestieren und diese auch in Erfüllung gehen zu lassen. Sie haben ein konkretes Ziel vor Augen, arbeiten zu diesem hin, vertrauen aber auch ihrer inneren Stimme und Führung.

Folgen eines blockierten Halschakras

Wer im jungen Erwachsenenalter starke Zurückweisung, Trauer oder Verletzung erlebt, wird in seinem Selbstausdruck verletzt und eine tiefsitzende Unsicherheit kann daraus resultieren. Das Halschakra wird aus seiner Balance gerissen und bewirkt seelische als auch körperliche Folgen.

Psychisch gesehen, können folgende Problematiken auftreten:

1. Kontakthemmung
Die Kommunikation und der Selbstausdruck sind gestört, sodass Betroffene weder in der Lage sind, die eigenen Bedürfnisse auszudrücken, noch anderen mit einem offenen Ohr zu begegnen. In weiterer Folge kommt es oftmals zur Kontaktverweigerung und zum Rückzug. Dahinter können viele Ängste stecken, sich wahrhaft zu zeigen: Angst vor Zurückweisung, Kritik, Ablehnung und dergleichen.

2. Selbstinszenierung oder Selbstverheimlichung
Hat man seine eigene Stimme verloren und traut sich nicht, seine eigenen Gedanken und Gefühle preiszugeben, beginnt man damit, sich zu verstellen. Man hat Angst davor, man selbst zu sein. Um keine Kritik zu ernten, die sich auf seine eigene Persönlichkeit oder Meinung bezieht, versucht man also, sein Selbst zu verheimlichen. Somit entwickelt man gegebenenfalls ein Konstrukt aus Lügen oder aber man startet eine oft bizarre und übertriebene Selbstinszenierung. Kurzum: Betroffene schauspielern oft und zeigen sich nicht so, wie sie wahrhaftig sind.

3. Fehlende Intuition
Ist das Halschakra blockiert, ist auch der Zugang zur inneren Stimme und zur Intuition blockiert. Dies kann sich äußern, indem der Betroffene die innere Stimme gar nicht wahrnimmt und hört oder aber dieser nicht vertraut. Der Selbstwert ist sehr gering, das Vertrauen in sich noch viel geringer. Oft äußerst sich dies auch in Sprachstörungen wie Nuscheln und Stottern. Durch die fehlende Intuition fehlt demjenigen aber auch die Gabe zu träumen, zu hoffen und kreativ zu werden. Das Weltbild ist demnach oftmals grau in grau und karg.

4. Gestörte Ausdrucksweise
Sie kennen vielleicht das Gefühl, Dinge zu sagen, die Sie gar nicht so gemeint haben oder mit denen Sie Ihr Gegenüber unbeabsichtigt gekränkt haben. Sie haben sich schlicht und einfach im Ton vergriffen. Dies passiert häufig bei einem blockierten *Visshuda* und zieht danach oftmals noch mehr Selbstzweifel oder Selbstverachtung mit sich. Es kann aber auch sein, dass Betroffene ganz BEWUSST

andere Leute manipulieren und ein Machtstreben entwickeln. Die Kommunikation mit diesen Menschen ist in beiden Fällen sehr schwierig.

Auf körperlicher Ebene manifestiert sich eine Störung des fünften Chakras wie folgt:

- Schilddrüsenüber- oder Unterfunktion
- Antriebslosigkeit und Nervosität
- Halsschmerzen und Mandelentzündungen
- Verspannungen im Nacken- und Schulterbereich
- Osteoporose
- Zahn- und Zahnfleischentzündung
- Sprachstörungen, Heiserkeit und Schluckbeschwerden
- Ohrerkrankungen und Schwerhörigkeit
- Gleichgewichtsstörungen und Tinnitus

6. STIRNCHAKRA – AJAN

Seelenverbindung, göttliches Bewusstsein, Tor zur Seele und Intuition

Allgemeines

Das Stirnchakra wird auch ‚das dritte Auge' genannt und sitzt in der Mitte des Kopfes, leicht über bzw. zwischen den Augenbrauen. *Ajan* bedeutet ‚wahrnehmen' und symbolisiert das Wissen, dass wir mehr sind als nur unser physischer Körper. Das sechste Chakra wird auch als Tor zur eigenen Seele angesehen und so geht es hierbei oftmals um das Finden der eigenen Intuition und um das Offensein für die göttliche Führung. Weitere wichtige Themen des *Ajan* sind Erkenntnis, Klarheit, Bewusstsein und das Öffnen von Seele und Geist. Der Planet Uranus wird dem Stirnchakra zugeordnet, jedoch gibt es keine Zuordnung mehr zu einem Element. Der siebte Sinn der übernatürlichen Wahrnehmung hängt eng mit diesem Chakra zusammen. Das Stirnchakra wird in Violett oder Indigo als sechsundneunzigblättriger Lotus dargestellt. Die Farben stehen für innere Ruhe und Nähe zum schöpferischen Geist. Körperlich betrachtet hat das Stirnchakra Einfluss auf die Hirnanhangdrüse, den gesamten Gesichtsbereich sowie das zentrale Nervensystem.

Aufgabe und Funktion

Im Stirnchakra sitzt die reine Seele und so hilft uns *Ajan,* sich mit dieser zu verbinden und auf ihre Intuition und Führung zu vertrauen. Während die unteren Chakren vor allem für das Unbewusste stehen, ist das Stirnchakra Ausdruck von Klarheit. Somit sind auch das Bewusstsein sowie unsere innere Stimme hier fest verankert.

Mit Hilfe des Stirnchakras öffnen wir uns dem göttlichen Bewusstsein und höheren Dimensionen. Wir erweitern hier unsere Sinne, unser Sein und unsere Wahrnehmung über den rein physischen Körper hinaus. Deshalb können wir mit Hilfe des sechsten Chakras auch hellseherische Fähigkeiten entwickeln, weshalb man dieses Chakra oftmals als drittes Auge bezeichnet. Es ist also schlichtweg das Tor zu höheren spirituellen Erfahrungen. In Indien beispielsweise symbolisieren die Frauen häufig den Sitz des dritten Auges mit einem roten Punkt auf der Stirn. Zu sagen bleibt jedoch, dass dieses Öffnen für höhere Dimensionen nur dann möglich ist, wenn alle bisherigen Chakren ebenso geöffnet sind. Nur dann kann auch das Stirnchakra aktiviert werden und die Energie fließen.

Die Entwicklung des Stirnchakras geschieht zwischen dem 21. und 26. Lebensjahr. Intensive Energiearbeit in dieser Zeit kann sehr positiv dazu beitragen, das dritte Auge zu öffnen. Zuvor ist der Körper noch nicht bereit, diese starken Energien aufzunehmen und zu bündeln. Besonders gravierend ist es, wenn das dritte Auge im jungen Erwachsenenalter durch Halluzinogene überaktiviert ist, da der Körper mit diesem starken Energiefluss überfordert ist.

Auswirkungen eines geöffneten Stirnchakras

Ein aktiviertes *Ajan* ermöglicht tiefe spirituelle Erfahrungen des höheren Bewusstseins. Nur so kann man Fähigkeiten wie Telepathie, Hellsichtigkeit oder hohe Intuition erlernen. Ein geöffnetes Stirnchakra bedeutet auch eine sehr starke Verbindung zur eigenen Seele. Die Kommunikation mit dieser ist stets vorhanden und so leben Menschen mit einem starken Stirnchakra vollständig das Leben, das ihnen ihre Seele vorgibt und sich ihre Seele wünscht.

Eine hohe Vorstellungsgabe und Fantasie ist ebenso ein Ausdruck eines aktivierten Stirnchakras. Diese Menschen können Dinge sehr genau visualisieren und denken oftmals in Bildern. Dabei können sie ihre Vorstellungen auch sehr gut in die Tat umsetzen. Viele gute Architekten, Ingenieure oder Künstler sind deshalb mit einem geöffneten Stirnchakra gesegnet. Außerdem neigen diese Menschen ebenso dazu, sich von der inneren Stimme leiten zu lassen und sind meist sehr sensibel und fähig, viele Energien wahrzunehmen. Überdies leben sie vollkommen im Hier und Jetzt und sind sich im Klaren darüber, dass alle Lebensereignisse miteinander verbunden sind und ein höherer Plan hinter dem Ganzen steht. Sie widmen sich jeder Aktivität, die sie betreiben und jedem Menschen, dem sie begegnen ganz bewusst und leben hingebungsvoll. Die Meditation und das Gebet ist für Menschen mit einem aktiven Stirnchakra sehr bedeutend.

Wie bereits erwähnt, kann ein aktiviertes *Ajan* hellsichtige Gaben mit sich bringen. Dies trifft natürlich nicht immer zu, aber definitiv hilft das Stirnchakra den Menschen, unausgesprochene Dinge wahrzunehmen und diverse Schwingungen zu spüren und unterscheiden zu können. Auch telepathische Kommunikationsfähigkeiten oder Visionen sind hierbei keine Seltenheit. Zusätzlich befähigt das sechste Chakra die Menschen, negative Gedanken in positive Impulse umzusetzen.

Mit einem geöffneten Stirnchakra fällt es auch leichter, Ideen in die Tat umzusetzen, aber sich auch dem Auf und Ab des Lebens hinzugeben, sich anzupassen oder gegebenenfalls loszulassen, wenn Zeit und Raum für etwas Neues ansteht.

Da das dritte Auge eng mit der Hirnanhangdrüse und dem Hormonsystem zusammenhängt, ist es auch für unsere innere Uhr, den Biorhythmus und den Schlaf zuständig. So fühlen wir uns mit einem ausgeprägten Stirnchakra lebendig, fit, ausdauernd und kräftig.

Folgen eines blockierten Stirnchakras

Das Stirnchakra wird einerseits durch Traumata zwischen dem 21. und 26. Lebensjahr blockiert, aber vor allem auch durch karmische Ursachen. Hierbei ist es oftmals so, dass sich der Mensch aufgrund früherer Leben seiner Seele vollkommen verschließt. Aber auch bestimmte Welt- und Glaubensbilder, die man durch die eigene Kultur oder die Erziehung vermittelt bekommt, können zu Blockaden führen. Dies betrifft vor allem die westliche Bevölkerung, da hier der Fokus auf materiellen Gütern liegt und weniger auf dem Erleben von außer-physischen Vorgängen. Auch wird in der westlichen Erziehung selten bewusst die Entwicklung der Intuition gefördert. Auch das Fokussieren auf Rationalität, dem Intellekt und nachweisbaren Fakten ist im Western sehr verbreitet und präsent. Dies hindert das Stirnchakra ebenso wie das Unterdrücken von Gefühlen, wodurch man sich wieder vermehrt in den Verstand flüchtet. Grob kann man also sagen, dass vor allem in unseren Breiten das Stirnchakra schlichtweg unterentwickelt ist.

Psychische Auswirkungen, die eine Blockade des *Ajan* nach sich ziehen, sind folgende:

1. Fehlender Sinn

Ist das Stirnchakra nicht oder unterentwickelt, fehlt demjenigen der Sinn für Übernatürliches, Mystisches und Spirituelles. Nur das, was sichtbar, messbar, analysierbar und durch Fakten belegbar ist, zählt. Die materielle Welt, der Verstand und Intellekt sind viel wichtiger als die mögliche Spiritualität, weshalb sich diese Menschen sehr oft verschließen und sich in die Vernunft flüchten und teilweise sehr intolerant wirken.

2. Angst & Sorgen

Das ständige Fokussieren des Verstandes und der Vernunft kann durchaus auch in Sorgen und Ängsten münden. Ohne den Glauben an eine höhere, leitende Macht ist es schwierig, dem Lebensweg zu vertrauen und so fühlen sich die Betroffenen oftmals orientierungslos. Auch der Sinn des Lebens erschließt sich hier häufig nicht.

3. Keine Vision

Ideen, Pläne und Visionen für die Zukunft, die auch umsetzbar sind, fehlen den Betroffenen. Ein geschlossenes Stirnchakra blockiert die Vorstellungskraft und Durchsetzungsfähigkeit. Man bleibt auf der Stelle stehen, da man entweder keine Träume hat oder diese nicht umsetzen kann.

4. Illusionen

Ein blockiertes Stirnchakra kann aber auch zu sehr bizarren und illusionären Vorstellungen führen, die nicht durchführbar sind. Somit können Wahnvorstellungen, Halluzinationen und Alpträume auch ein Indikator dafür sein, dass das sechste Chakra blockiert ist.

Zusätzlich können sich auf körperlicher Ebene folgende Problematiken manifestieren:

- Kopfschmerzen, Schwindel und Migräne
- Augenleiden
- Gehirnerkrankungen
- Ohrenleiden, Schnupfen und Nebenhöhlenentzündungen
- Erkrankungen des Nervensystems sowie neurologische Störungen
- Gedächtnisstörungen und Epilepsie

7. KRONENCHAKRA- SAHASRARA

Einheitsbewusstsein, göttliche Führung, Vollkommenheit und Erleuchtung

Allgemeines

Das siebte Chakra wird Kronen- oder Scheitelchakra genannt und liegt oberhalb oder direkt am Scheitelpunkt des Kopfes. Sein Name *Sahasrara* bedeutet ‚das Tausendfache' und steht für die Verbindung zum göttlichen Licht und zum Einheitsbewusstsein. Vor allem steht das Kronenchakra für ein hohes Maß an Spiritualität und stellt die Verbindung zum Universum dar. Demnach wird es einerseits zwar dem Planeten Neptun, aber grundsätzlich ebenso dem gesamten Kosmos zugeordnet. Es besitzt keine Zuordnung zu einem bestimmten Element oder einer Sinneswahrnehmung. Farblich gesehen, erstrahlt es meist in Violett, aber auch in Weiß und Gold. Themen wie Erkenntnis, Erleuchtung, Selbstverwirklichung und göttliche Führung spiegeln sich im siebten Chakra wider. Der tausendblättrige Lotus ist sein Symbol. Körperlich gesehen, hat es Einfluss vor allem auf die Zirbeldrüse und das Gehirn.

Aufgabe und Funktion

Das Kronenchakra ist nach oben geöffnet und verbindet somit das Menschliche mit dem Göttlichen oder auch dem Universum und dem Großen Ganzen. Da es über unserem physischen Körper sitzt, hat es eine Verbindung zum Einheitsbewusstsein, also zu allen Informationen und Energien, die um uns herum herrschen. Schaffen wir diese Verbindung zum Einheitsbewusstsein, können wir damit verschmelzen und können die höchste Form des Wissens und der Weisheit erlangen.

Eine besonders wichtige Aufgabe des *Sahasrara* ist, dass sich dort die *Kundalinienergie* vereint, die sich – wenn alle Chakren geöffnet sind – vom Wurzelchakra durch alle Hauptchakren bis zum Kronenchakra schlängelt. Das Kronenchakra wird zwischen dem 26. und 30. Lebensjahr aktiviert, wobei es sich erst dann wirklich öffnet, wenn die genannte *Kundalinienergie* aktiviert wurde. In diesem jungen Alter sind aber meist die Hauptchakren gerade nur so weit geöffnet, dass sehr wenig Energie vom ersten Chakra nach oben fließen kann. Das Kronenchakra entwickelt sich erst dann weiter, wenn alle anderen sechs Chakren aktiviert und weiter geöffnet sind. Dann hat man die erste Stufe der Erleuchtung erreicht. Erst dann empfindet man tiefen Frieden, allumfassende Liebe und das reine Sein, für das das Kronenchakra steht.

Das Kronenchakra an sich steht ebenso für Vollkommenheit und hat die Aufgabe, all unsere Energiequellen zu versorgen und uns und unsere Seele zu führen. Für all das, was wir fernab unseres Verstandes begreifen und verstehen wollen, ist das siebte Chakra zuständig. Dabei ist das Kronenchakra aber nicht bewusst steuerbar.

Eine weitere Aufgabe des Kronenchakras ist, eine Beziehung zum Göttlichen oder zur Religiosität zu finden. Man gibt seine Identität auf, um dem göttlichen Plan zu folgen. Demzufolge hat man keine Ängste und Sorgen mehr, da man verstanden hat, dass alle Erfahrungen einen Sinn haben und man der inneren Führung vertrauen kann.

Auswirkungen eines geöffneten Scheitelchakras

Jemand, der sein Scheitelchakra geöffnet hat, lebt im Einheitsbewusstsein und nimmt sich selbst nicht mehr als ein einzelnes Individuum wahr. Man fühlt sich grenzenlos und allumfassend und mit der geistigen Welt verbunden. Derartig spirituelle Menschen leben jenseits ihres Verstandes und haben somit einen inneren Frieden gefunden, der sich auch in einer tiefen Verbundenheit mit den höheren Mächten und der göttlichen Liebe äußert.

Ein aktiviertes Kronenchakra befähigt den Menschen, sich der göttlichen Führung hinzugeben. Somit begegnet er auch allen Lebensumständen sehr positiv und gelassen. Zusätzlich zeichnet sich ein solcher Mensch durch eine sehr hohe

Toleranzfähigkeit und Mitgefühl aus, sodass er jedes Lebewesen so akzeptiert, wie es ist.

Die Verbindung nach oben und die geistige Lebensführung äußert sich auch in einer sehr treffsicheren Intuition. Somit können diese Menschen oftmals bestimmte Lebensereignisse schon erahnen, bevor sie passieren. Hier macht sich das Einheitsbewusstsein erneut bemerkbar.

Es ist jedoch zu erwähnen, dass nur sehr wenige Menschen diese höchste Erkenntnis und die Verbindung zum obersten Bewusstsein erhalten. Viele sind auf dem Weg dorthin, was sich in Akzeptanz, Toleranz und Verständnis widerspiegelt. Dennoch bleibt den meisten diese oberste Ebene des Seins verborgen.

Folgen eines blockierten Scheitelchakras

Das Scheitelchakra ist meist nicht blockiert oder gestört im eigentlichen Sinne, sondern vielmehr unterentwickelt. Wie bereits erwähnt, schaffen es die meisten Menschen schlicht und einfach nicht, diese hohe Bewusstseinsebene zu erreichen und das Kronenchakra ausreichend zu öffnen. Vor allem, wenn man durch Traumata, Schmerz, Enttäuschung oder Kummer den Glauben verloren hat, kann sich dieses siebte Chakra nicht öffnen. Ohne diesen Glauben oder einer genauen Vorstellung von Gott oder einer höheren Kraft, bleibt die Verbindung zu höheren Energien vollkommen verschlossen. Aber auch Disharmonien der anderen sechs Chakren blockieren das Scheitelchakra, da keine Energie fließen kann. In der materiellen westlichen Welt, die den Verstand und die Rationalität fokussiert, ist der Zugang zu Spiritualität und demnach zum siebten Chakra sehr schwer.

Welche psychischen Problematiken kann man nun von einer Blockade hier erwarten?

1. Mangelndes Urvertrauen

Da das geöffnete Kronenchakra einhergeht mit einem tiefen Urvertrauen in eine höhere Präsenz, ist es verständlich, dass genau dieses Urvertrauen bei Blockaden des *Sahasrara* fehlt. Diese Menschen fühlen sich oft orientierungslos und sorgenvoll und vertrauen ihren eigenen Meinungen oder der inneren Stimme nicht.

2. Selbstzweifel und Einsamkeit

Es kann häufig zu Selbstzweifel kommen, da man keine Führung in seinem Leben spürt und seinen eigenen Ansichten nicht traut. Man fühlt sich auch nirgends zugehörig und die Verbindung und Beziehung zu anderen geht verloren.

3. Entwurzelung und fehlender Lebenssinn

Die Suche nach dem Sinn des Lebens ist ein großes Thema bei einem verkümmerten Kronenchakra. Man fühlt eine innere Leere, die zu Isolation und schleichend zur Entwurzelung führt. Desinteresse und Müdigkeit kommen hinzu und so kommt es oftmals zwischen dem 40. und 50. Lebensjahr zur bekannten Midlifecrisis: Man fühlt sich bedeutungslos und hat selbst keine Ahnung, wer man eigentlich ist oder sein will.

Ein unterentwickeltes oder blockiertes Kronenchakra äußert sich körperlich wie folgt:

- Nervenleiden und Lähmungserscheinungen
- Multiple Sklerose
- Krebserkrankungen
- Ein- und Durchschlafstörungen
- Immunschwäche

Besonderheit: Das 8. und 9. Chakra

Bevor wir uns dem achten und neunten Chakra zuwenden, möchte ich noch erwähnen, dass sich hier die Glaubenssysteme etwas voneinander unterscheiden. Vor allen in den Yogalehren ist immer nur die Rede von sieben Hauptchakren. Das hängt auch damit zusammen, dass sich innerhalb der Chakrenlehre verschiedene Richtungen und Systeme entwickelt haben. In manchen Systemen wird die *Aura* beispielsweise als achtes Chakra bezeichnet. Je nachdem, mit wem Sie also über Chakren sprechen oder welche Literatur Sie zurate ziehen, kann es hier zu unterschiedlichen Auffassungen kommen. Beweisbar, was nun tatsächlich richtig oder falsch ist, ist es nicht und so muss jeder für sich seine Glaubensrichtung wählen. Ich möchte Ihnen dennoch das achte und neunte Chakra näherbringen, da sie doch sehr oft auch gelehrt werden. Vor allem in den Lehren der Inka und auch im Buddhismus sind die beiden Chakren fest verankert. Das achte und neunte Chakra befinden sich jedenfalls außerhalb des Körpers, weshalb sie teilweise nicht zu den sieben Hauptchakren, die ja am Körper liegen, gezählt werden.

8. SEELENCHAKRA – WIRACOCHA

Spiritualität, Seele, Karma und Verbindung zum Schöpfer

Das achte Chakra nennt sich auch *Wiracocha*, was so viel bedeutet wie ‚Quelle des Göttlichen‘ oder ‚Quelle des Heiligen‘. Es befindet sich einige Zentimeter über unserem Kopf und stellt die tiefe Vereinigung mit dem Schöpfer und der gesamten Schöpfung dar. Es ist ähnlich anzusehen wie der christliche Begriff der Seele. *Wiracocha* schwebt wie eine Krone über dem Kopf und leuchtet in goldener Farbe. Oftmals wird diese Krone als drehende Sonne dargestellt oder findet sich als Heiligenschein von Christus, Buddha oder anderen religiösen Figuren wieder.

Das achte Chakra bleibt vom Tod unberührt, da die Seele und die Verbindung zum Schöpfer weiter aufrechterhalten werden. Abdrücke unseres Lebens sind hier verankert, genauso wie bestimmte Eigenschaften unseres Charakters und alle

Traumata dieses und vorheriger Leben. Nach den Informationen des achten Chakras wird nach unserem Tod ein neuer physischer Körper gebaut. Somit ist das Seelenchakra auch der Grund, warum Traumata oder auch karmische Vorgänge von einem Körper zum nächsten übergehen. Muss unsere Seele bestimmte Dinge noch erlernen, nehmen wir diese Aufgabe mit ins nächste Leben. Durch die Verbindung zur höheren Kraft gibt uns das Seelenchakra auch Bestimmungen und gewisse Lebenspläne mit auf den Weg.

Ist das achte Chakra blockiert oder verstopft, fühlt sich der Mensch nicht wirklich zu seinem Körper zugehörig. Er fühlt eine kaum beschreibbare Trennung zwischen Seele und Körper, aber auch zur Umwelt. Es wird auch oftmals davon gesprochen, dass die Seele im Fegefeuer oder in den Welten zwischen Geist und Materie stecken bleiben kann. Menschen, deren Seele also nicht DA ist, leiden entweder still vor sich hin oder landen oftmals in psychiatrischen Einrichtungen.

9. GEISTCHAKRA

Universelle Liebe, göttliche Führung und allumfassende Macht

Das neunte Chakra wird auch als das Geistchakra oder Spiritchakra bezeichnet und existiert außerhalb unseres Körpers. Es befindet sich eine Handbreit über dem achten Chakra, erstreckt sich von dort durch das gesamte Universum und ist nicht an Zeit oder Raum gebunden. Vereinfacht gesagt, stellt das Geistchakra die allumfassende Macht des Universums bzw. der Schöpfung dar, die uns leitet. Es ist stark verbunden mit dem achten Chakra und leitet dieses. (Geistige) Eingebungen gelangen also über das Geistchakra zum Seelenchakra und wirken sich so auf unsere Gedanken und Handlungen aus. Das Geistchakra stellt somit die göttliche Führung dar, der wir uns hingeben oder der wir uns auch verschließen können.

Dargestellt wird das Spiritchakra oftmals als Sternenkörper, der aus zwei Tetraedern besteht, die sich durchdringen und in gegensätzliche Richtungen rotieren. Das Chakra wird dem Feuerelement zugeordnet. In den *Veden* wird das neunte Chakra auch oftmals als Diamantfahrzeug und bei den Hebräern als Götterwagen bezeichnet, der als Aufstiegsgefährt in höhere Ebenen angesehen wird. Das Geistchakra wird ebenso wie das Seelenchakra mit der goldenen Farbe verbunden, da diese Farbe als die Farbe der höchsten Energie angesehen wird. Sie steht für die universelle Liebe, göttlichen Glanz und Schutz.

Ist man verbunden mit dem neunten Chakra, empfängt man den Geist des Schöpfers, der höheren Macht. Man könnte dies in religiöser Hinsicht so deuten, dass man – je nach Glaubensrichtung – die Führung Gottes, Jahwes, Buddhas und dergleichen empfängt und zulässt. Diese Menschen widmen sich in ihrer Lebensführung den Anweisungen und dem Geleit des Schöpfers und sind offen für jegliche Lebenswege und die allumfassende Liebe. Menschen, die im Einklang mit dem Spiritchakra leben, besitzen Eigenschaften wie selbstloses Helfen, reine Güte und ein offenes Herz und Ohr. Außerdem sind sie stark und können vieles ertragen und auf sich nehmen, ohne darüber zu klagen oder sich dagegen aufzulehnen. Ihren vorbestimmten Weg gehen sie leidenschaftlich, ausdauernd und unbeirrt weiter und nehmen sich dabei selbst nicht zu wichtig. Sie akzeptieren und verstehen die Standpunkte anderer und erkennen die eigenen Grenzen. Solche Menschen sind in der heutigen doch sehr egoistischen, machthungrigen und konsum- und profitorientierten Welt jedoch sehr selten anzutreffen.

Öffnet man sich hingegen der göttlichen Führung nicht, hadert man häufig mit sich selbst oder wird schlussendlich sogar verbittert und vergrämt. Man lehnt sich gegen das Schicksal auf und fühlt sich vom Leben ausgenutzt, betrogen oder sogar leicht misshandelt. Hier ist es wichtig, sich seinem Lebensweg unbeirrt wieder öffnen zu können und die heilenden Energien von oben wiederzuentdecken, auch wenn dies ein langer und schwerer Prozess ist. Nur wer sich leiten und führen lässt, kann jedoch seinen eigenen Sinn und Zweck erkennen und das Geheimnis des eigenen Seins entschlüsseln.

Wichtige Nebenchakren

Wie bereits erwähnt, gibt es unzählige Nebenchakren, die in ihrer Bedeutung etwas weniger wichtig sind als die Hauptchakren. Sie haben weniger Auswirkungen auf den Körper und sind für das spirituelle Wachstum und die geistigen Fähigkeiten nicht so bedeutend wie die ersten sieben bzw. neun Chakren. Dennoch sind sie wichtig und sollten für ein harmonisches Leben und ein Gleichgewicht zwischen Körper und Geist geöffnet und aktiviert sein. Um Ihnen einen kurzen, aber doch detaillierten Überblick zu verschaffen, habe ich somit eine Tabelle über die Nebenchakren für Sie erstellt:

Name und Farbe	**Lage**	**Bedeutung**
Erdchakra; dunkelbraun	unterhalb der Füße	Erdung und Verbindung zu Erdkräften
Nabelchakra; gelborange	über dem Nabel	Selbstsicherheit und inneres Gleichgewicht
Kalpa-Taru-Chakra: hellgrün	zw. Solarplexus und Herzchakra	Selbstvertrauen und Eigenverantwortung
Thymuschakra; türkis	zw. Herz- und Halschakra	Selbstwertschätzung und innerer Frieden
Kinnchakra; blau	Mitte des Kinns	Mut und Willenskraft
Gaumenchakra; dunkelblau	Gaumenwölbung	Unterstützung 5. und 6. Chakra
Wangenchakra: dunkelblau	Mitte der Wangenknochen	Abwehrbereitschaft, Zähigkeit
Nasenwurzelchakra: dunkelblau	Nasenwurzel unter drittem Auge	Treffpunkt *Shushumna, Ida* und *Pingala*
Hinterkopfchakra; weißviolettblau	unter Haarwirbel am Hinterkopf	Jungbrunnen für Körper & Geist

Zusätzlich zu diesen genannten Chakren gibt es aber auch Chakren an den Händen, Füßen, Ellbogen und Knien. Diese werden aber eher als ‚Energiezentren' bezeichnet und weniger als Chakren. Der Unterschied besteht darin, dass Chakren mehrere wichtige Funktionen für den Körper und den Geist beinhalten. Energiezentren hingegen sind vor allem oder auch ausschließlich für das Verteilen der Lebensenergie im Körper zuständig. Natürlich kann es auch hier zu Blockaden im Energiefluss kommen, den hauptsächlichen Einfluss auf Körper & Geist haben jedoch die Chakren an sich. Deshalb werde ich nachfolgend die Bereiche an Hand, Fuß, Knie und Ellbogen als Energiepunkte und nicht als Chakren bezeichnen. Für Sie wichtig zu wissen ist aber, dass teilweise diese Zentren auch als Chakren bezeichnet werden, obwohl sie sich funktionstechnisch von diesen unterscheiden:

Name und Farbe	**Lage**	**Bedeutung**
Handpunkte: hellgrün	verteilt auf Handflächen	leiten Energie v. a. vom Herzchakra; symbolisieren das Geben & Nehmen und das Verschenken von Liebe; wichtige Bedeutung beim Heilen
Ellbogenpunkte: gelb-orange	auf den Ellbogen	symbolisieren Durchsetzungsvermögen; ‚boxt sich durchs Leben'
Fußpunkte: rotbraun	verteilt auf Fußsohlen	leiten Energie v. a. vom Wurzelchakra; symbolisieren die Erdung, Ausdauer und Standfestigkeit
Kniepunkte: dunkelrot	Mitte der Knie	symbolisieren Flexibilität und Anpassungsfähigkeit

Allgemeine Energiearbeit

AUSWIRKUNGEN DER ENERGIEARBEIT

Unsere Energieknotenpunkte, die Chakren, nehmen Energie auf, verwandeln diese und leiten sie weiter. Somit ist jede Form von Energiearbeit auch gleichzeitig Chakrenarbeit. Ganz egal, ob man also bewusst an einem jeweiligen Chakra arbeitet oder sich unbewusst anderweitig mit Energien beschäftigt: Jeder von uns arbeitet mehr oder weniger täglich in irgendeiner Form an den Energiezentren. Immer dann, wenn wir uns gezielt auf Körper & Geist konzentrieren und unseren Fokus auf die innere Stimme richten, aktivieren und öffnen wir bestimmte Chakren.

Sind Sie jemand, der bereits Erfahrung mit beispielsweise Yoga oder Meditation gemacht hat, haben Sie also bewusst oder auch unbewusst schon an der Aktivierung Ihrer Chakren gearbeitet. Körperarbeit an sich bringt Energie zum Fließen und Schwingen und so gibt es unzählige Methoden, sich selbst für die Energiearbeit zu öffnen und langsam in die Chakrenarbeit einzufinden.

Bevor ich Sie also weiter begleite, um gezielt an einem bestimmten Chakra zu arbeiten, möchte ich Ihnen ein paar generelle Tipps oder Ideen für die Energie- und Körperarbeit aufzeigen. Vor allem dann, wenn dies völliges Neuland für Sie ist, können Sie die in diesem Kapitel beschriebenen Methoden als Einstieg und Einführung für die spezifische Chakrenarbeit sehen. Aber auch als tägliche Routine oder beispielsweise als festes Morgenritual können Sie die allgemeine Energiearbeit einbauen. So fällt es Ihnen leichter, auch an einzelnen blockierten Chakren zu arbeiten und Ihre bereits aktivierten Chakren auch aktiv zu halten. Jemand, der nur ab und zu an seinen Energiezentren arbeitet, wenn sich eine Blockade breitmacht, und ansonsten die Energiearbeit links liegen lässt, wird sich immer schwertun, mit sich ins Reine zu gelangen. Bleibt man aber am Ball und bindet die Energie- und Chakrenarbeit in seinen Alltag ein, ist es ein Leichtes, Einklang mit sich selbst zu finden und diesen auch zu bewahren.

Kurz möchte ich Ihnen noch erläutern, welche positiven Effekte im Detail die Energiearbeit mit sich bringt:

1. Körper und Geist in Balance
Durch die Energiearbeit finden Sie ein Gleichgewicht zwischen dem physischen und psychischen Körper. Weder der eine noch der andere Teil Ihrer selbst erhält die Oberhand und Sie leben in völliger Harmonie mit sich selbst. Sie können entweder vernunftbasiert, aber auch aus dem Bauchgefühl heraus agieren und passen sich an äußere Gegebenheiten schnell an. Zusätzlich führen Sie ein sehr harmonisches, ausgeglichenes Leben und blicken der Zukunft sorglos entgegen.

2. Negativen Ballast abwerfen
Mit Hilfe der Energiearbeit wie beispielsweise Meditationen oder Yoga legen Sie den Fokus wieder vermehrt auf die positiven Dinge des Lebens. Sie gelangen in Einklang mit sich selbst und können negativen Ballast abwerfen oder diesen objektiver betrachten, sodass er Sie nicht zu sehr beeinflusst. Sie fühlen, dass alles einen Sinn hat und auch Tiefen zum Leben dazugehören. Die Energiearbeit erdet Sie und gibt Ihnen die notwendige Kraft, Negativität zu überstehen.

3. Mentale Kraft
Werden Ihre Energien aktiviert und in Schwingung versetzt, verschafft Ihnen dies einen enormen mentalen Aufschwung. Sie sind sich Ihrer Fähigkeiten bewusst und wissen über die Macht Ihrer eigenen Gedanken Bescheid. Mit Hilfe Ihrer eigenen Visionen sind Sie zu allem fähig, was Sie sich zum Ziel setzen und so gehen Sie sehr gelassen, aber auch sehr erfolgreich und lösungsorientiert durchs Leben.

4. Selbstheilungskräfte
Wer seine Energiearbeit perfektioniert und die Energien bewusst steuern kann, entwickelt unglaubliche Selbstheilungskräfte. All die Hilfe und Unterstützung, die unser Körper und unser Geist benötigen, schlummern in uns. Durch die Energiearbeit können wir diese Kräfte aktivieren und uns selbst heilen.

Energiearbeit gibt es in vielerlei Ausführungen. Heilverfahren, die auf das individuelle, energetische System des Menschen wirken, sind ebenso der Energiearbeit zugeordnet. Darunter zählen beispielsweise Akupunktur, Feng-Shui, Licht- und Farbtherapie, Qi Gong, Reiki oder Bioenergetik. Für einen ersten Einstieg, den Sie auch ohne Hilfe von außen bewerkstelligen können, werde ich Ihnen hier nun fünf Methoden vorstellen. Wie bereits erwähnt, profitieren Sie am meisten davon, wenn Sie zumindest ein oder zwei dieser Tipps täglich anwenden und zu Ihrem persönlichen Energieritual machen. Somit ist der Körper allzeit bereit, sich auch der spezifischen Arbeit an blockierten Chakren zuzuwenden.

METHODE 1: MEDITATION

Meditation an sich ist eine Sammlung von Achtsamkeits- und Konzentrationsübungen, die Ihnen dabei helfen, zu tiefer innerer Ruhe und Entspannung zu gelangen. Hierbei soll der Geist zwar alles wahrnehmen können, aber bewusst nach innen gerichtet werden und das Außen nebensächlich werden lassen. Meditation leitet sich vom lateinischen ‚meditari', also ‚nachdenken' oder auch ‚nachsinnen', ab. Aus welcher Kultur die Meditation ursprünglich stammt, kann aufgrund der Vielzahl an meditativen Traditionen, Systemen und Techniken nicht mehr nachgewiesen werden.

Das oberste Ziel der Meditation ist die tiefe Entspannung und das Besinnen auf sich selbst. Der Meditierende bringt seinen Geist zur Ruhe, indem er sich auf eine bestimmte Wahrnehmung konzentriert, sei dies ein einzelner Gedanke, ein Lied, eine körperliche Empfindung oder ein Duft. Alle anderen Sinneseindrücke, Gedanken und Gefühle verschwinden, werden ausgeblendet und bringen so das Gedankenkarussell zum Stehen. Hierbei benötigt man Zeit und volle Konzentration auf das Hier und Jetzt, ohne über Vergangenes oder Zukünftiges nachzudenken. Der Geist soll lernen, sich zu öffnen und achtsam zu werden. Darüber hinaus wird Stress reduziert und das Bewusstsein erweitert. Natürlich erfordert es viel Übung, einen Zustand tranceartiger Entspannung zu erleben, aber schon bei den ersten Meditationsversuchen werden Sie die wohltuende und entspannende Wirkung erleben. Denn nur mit einem entspannten Geist kann man in weiterer Folge effektiv an seinem Energiekreislauf arbeiten.

Wer regelmäßig meditiert, kann schnell positive Folgen auf seine Gedankenwelt und seine Psyche erkennen. So reduziert Meditation Stress und baut Ängste ab. Man fühlt Entspannung und lästiges Grübeln und Sorgen wird unterbrochen. Zusätzlich entdeckt man sich selbst neu, wird gelassener und entspannter. Auch die Konzentrationsfähigkeit und die Aufmerksamkeit auf das JETZT wird deutlich erhöht. Harmonie macht sich breit. Aber auch auf körperlicher Ebene können positive Folgen belegt werden. Die Produktion des Stresshormons senkt sich während der Meditation und der gesamte Stoffwechsel fährt etwas runter, um zu entspannen. Auch der Blutdruck und das Cholesterin senken sich bei regelmäßiger Meditation, was sich grundsätzlich positiv auf die Gesundheit auswirkt. Zusätzlich ist das Meditieren auch eine Form von Mentaltraining, da ein starker Wille oft Berge versetzen kann. So schwören auch viele Sportler auf die Meditation vor Wettkämpfen.

Wie man Meditieren lernen kann, würde in diesem Buch definitiv den Rahmen sprengen. Hierfür empfehle ich Ihnen umfangreiche Meditationsbücher, Kurse in Ihrer Nähe oder auch geführte Meditationen als Hörbücher und dergleichen. Dennoch möchte ich Ihnen einen kleinen Anfang bieten, den Sie weiter ausbauen können und der Ihnen helfen soll, in die Meditation reinzuschnuppern und diese bestenfalls weiterzuführen. Somit können Sie nun gleich diese erste Übung des Energietankens mitmachen:

Praxistipp: Energie tanken

Suchen Sie sich einen Wohlfühlplatz, an dem Sie gänzlich ungestört sind. Es soll eine angenehme Atmosphäre herrschen, voller Ruhe und Harmonie. Diesen Platz können Sie im Stehen, Sitzen oder Liegen aufsuchen. Schließen Sie dann die Augen und lassen Sie sich auf diese Übung ein:

1. Atmen Sie mehrere Male tief ein und aus. Spüren Sie, wie sich Ihre Lungen mit Atem füllen und dieser Ihre Lungen wieder verlässt. Stellen Sie sich den Atemfluss bildlich vor.

2. Nun stellen Sie sich vor, wie Sie mit der Einatmung nicht nur Luft in Ihre Lungen saugen, sondern auch einen Schwall an Energie einatmen. Dieser Energiestrom durchflutet Sie bei jeder Einatmung und bleibt auch bei der Ausatmung bestehen.

3. Stellen Sie sich vor, wie bei jeder Einatmung die Energie zu jedem Ihrer Körperteile fließt. Die Energie flutet zu Ihrem Kopf, Ihrem Gesicht und Ihrem Hals. Sie umfasst die Arme, die Hände und die Brust. Weiter geht die Energie abwärts in den Bauchraum und das Becken und flutet von dort aus in die Beine bis hinunter zu den Füßen. Stellen Sie sich diesen Strom durch den Körper vor und wie die Energie Sie nach und nach in helle Farben einhüllt.

4. Genießen Sie die Energie, die Sie durchflutet, solange es für Sie angenehm erscheint. Lassen Sie sich von der Energie gänzlich einhüllen. Zum Schluss nehmen Sie noch ein paar letzte Atemzüge und öffnen dann gestärkt die Augen.

Diese kleine Meditation und Visualisierungsübung können Sie als tägliche Routine einführen oder auch als Anfangsübung für längere Meditationen heranziehen. Durch das Visualisieren von Energie öffnen sich hiermit auch gelegentlich bereits die ersten Chakren. Alternativ können Sie sich auch vorstellen, wie die Energie nicht durch den Körper an sich, sondern durch die jeweiligen Chakren fließt und von dort aus Ihren Körper mit Energie versorgt.

METHODE 2: RÄUCHER- UND AROMATHERAPIE

Sowohl die Aromatherapie als auch die Räuchertherapie wirken einerseits körperlich auf das Hormon- und Nervensystem und bestimmte Gehirnareale, andererseits auch auf das gesamte psychische System und den Energiehaushalt.

Die Aromatherapie arbeitet grundsätzlich mit ätherischen Ölen aus Pflanzen, allen voran aus Heilpflanzen. Diese Öle können, vor allem bei körperlichen Problematiken, beispielsweise als Massageöl direkt auf der Haut angewendet werden oder auch als Badezusatz verwendet werden. Um vermehrt auf die Psyche, das Unterbewusstsein und den Energiekreislauf zu wirken, sollten die Öle über das Riechen aufgenommen werden. Qualitative ätherische Öle können in manchen Fällen auch über die Schleimhaut aufgenommen werden, wenn man sie beispielsweise in ein Glas Wasser gibt. Bei der Aromatherapie wirken zuallererst die Inhaltsstoffe der Pflanze an sich. Viel wichtiger jedoch ist die Energie, die jeder Heilpflanze innewohnt. So schwingt beispielsweise der Lavendel auf einer anderen Ebene als die Pfefferminze. Demnach wirkt der Lavendel eher beruhigend, während die Pfefferminze eher belebend wirkt. Beschäftigt man sich ausreichend mit dieser Form der Therapie, kann man den Körper bei beinahe allen Beschwerden unterstützen und diese ausmerzen. Auch kann man gezielt mit Hilfe der Aromen an bestimmten Energieblockaden arbeiten. Es bleibt jedoch gesagt, dass manche Aromen nicht kombiniert werden sollten und es auch bei Einzelaromen zu Kontraindikationen kommen kann. Demnach sollte man keinesfalls auf gut Glück Aromen einnehmen, sondern eine Fachkraft zurate ziehen.

Neben der Aromatherapie gibt es auch die Möglichkeit, Heilpflanzen oder Harze zu räuchern. Dabei verwendet man entweder trockene Blätter und Blüten, aber auch Stängel, Wurzeln oder Früchte. Durch die Verbindung vom Element der Luft und des Feuers wird so die Energie der Heilpflanze frei. Räuchern wird vor allem dann angewandt, wenn man die Atmosphäre reinigen möchte. So kennen Sie vielleicht das Ausräuchern einer neuen Wohnung. Aber auch, wenn man sich selbst heilen, reinigen oder von Stress befreien möchte, ist das Räuchern eine sehr gute Methode. Es fördert zusätzlich die Konzentration und die Kreativität.

In der Chakrenarbeit ist das Räuchern sehr fest verankert, da es eine der wirksamsten Methoden ist, Chakren zu öffnen und zu aktivieren. Die Essenzen, die beim Räuchern frei werden, regen sofort energetische Prozesse in uns an und beruhigen gleichzeitig den Geist. So kommt es zu einer sehr stark lösenden und unterstützenden Wirkung für unseren Energiekreislauf. Stellen Sie sich eine Blockade eines Chakras so vor, als würde sich etwas Rost in diesem Energierad befinden. Das Räuchern mit Hilfe richtiger Heilpflanzen löst diesen Rost. Danach kann das Rad langsam wieder anfangen, sich zu drehen. Räuchern an sich setzt das Energierad nicht wieder in Bewegung, löst es aber von altem Ballast. Somit stellt die Räuchertherapie den ersten Schritt zur Selbstheilung dar.

Um sinnvoll zu räuchern, sind pulverisierte Räuchermischungen besser geeignet als handelsübliche Räucherstäbchen. Diese Pulvermischungen sollten mindestens zwei Stunden lang räuchern, um Wirkungen zu erzielen. Wollen Sie Chakren öffnen, sollten Sie mindestens eine Woche, höchsten zwei Wochen täglich räuchern. Achten Sie hier auf Ihren Körper: Können Sie die Mischung nicht mehr riechen, machen Sie eine Pause oder beenden Sie die Therapie. Ihr Körper zeigt Ihnen, wie lange Sie die jeweilige Mischung benötigen. Vertrauen Sie auch beim Kauf auf Ihr Gefühl. Die Mischung, zu der Sie sich hingezogen fühlen ist meist auch die, die Sie benötigen. Im nächsten Kapitel habe ich Ihnen außerdem zu jedem Chakra eine geeignete Räuchermischung zugewiesen. Hierbei ist aber auch wichtig zu wissen, dass es wenig ratsam ist, nur ein einzelnes Chakra zu behandeln. Räuchermischungen beziehen sich meist auf drei Chakren - das Chakra, das blockiert ist und die beiden angrenzenden Chakren. So erzielt man eine deutlich bessere Wirksamkeit, da man den Energiefluss der nebenstehenden Chakren ebenso fördert.

METHODE 3: ARBEIT MIT EDELSTEINEN

Die Edelsteintherapie wird auch als Steinheilkunde oder *Lithotherapie* bezeichnet. Hierbei arbeitet man mit Steinen oder Mineralien, denen eine heilende Wirkung zugesprochen wird. Grundsätzlich schwingen diese Steine in unterschiedlichen Frequenzen und können somit unterschiedliche Auswirkungen auf unseren Körper haben.

In fast allen antiken Kulturen findet man Erzählungen über die heilende Wirkung von Edelsteinen. Vor allem im alten Babylon wurden Elixiere, Pulver und Pasten aus diesen Heilsteinen hergestellt und es gab ein fundiertes Wissen über die Edelsteinmedikation. Aber auch die bekannte deutsche Nonne Hildegard von Bingen glaubte an diese Heilkraft und schrieb die heilende Wirkung bestimmter Steine in ihren Schriften nieder.

Die einfachste Anwendung der Edelsteintherapie ist das bloße Tragen am Körper mit Hilfe eines Armbands oder einer Halskette. Hierbei entfalten die Steine über ihre Schwingungen bereits ihre Wirkung. Deutlich effektiver ist es jedoch, die Steine an die jeweiligen Körperstellen zu legen, die Probleme bereiten. Möchte man gezielt an den Chakren arbeiten, werden passende Heilsteine an die jeweiligen Chakren gelegt und dort maximal 30 min behalten. Welche Edelsteine für welches Chakra geeignet sind, erfahren Sie im weiteren Praxisteil des Buches. Aber auch innerlich kann man Heilsteine anwenden. Dafür wird der Stein mindestens fünf Stunden in Wasser gelegt, damit er seine Schwingungen an die Flüssigkeit abgibt, bevor man diese zu sich nimmt.

Zusätzlich gibt es mittlerweile auch pulverisierte Steinmineralien zum Einnehmen, die beispielsweise auch bei Menstruationsbeschwerden schon sehr gute Erfolge erzielt haben.

Steine an sich können ihre Energie aber nicht nur abgeben, sondern auch fremde Energien aufnehmen, die mitunter nicht immer positiv sind. Um Steine zu reinigen, sollte man sie also entweder 30 min unter fließendes Wasser halten, über Nacht in Meersalz einlegen oder aber auch mehrere Stunden in der Sonne liegen lassen.

METHODE 4: LEBEN NACH AYURVEDISCHEM PRINZIP

Ayurveda ist eine traditionelle indische Heilkunst, die auch in Europa immer mehr Anklang findet. Vor allem aber ist sie in Indien, Sri Lanka und Nepal stark vertreten. Übersetzt bedeutet es ‚Wissen vom Leben'. Ayurveda ist Teil der Alternativmedizin und beinhaltet verschiedene Verfahren und Maßnahmen, um Körper und Geist in Einklang zu bringen. Wissenschaftlich nachweisbar ist diese Methode jedoch nicht, dennoch wird sie vor allem in Asien gelehrt und meist auch vor der Schulmedizin zurate gezogen. Die ersten Aufzeichnungen über ayurvedische Heilmethoden finden sich in der Zeit der *Veden.*

Die Lehre des *Ayurvedas* beinhaltet vier zentrale Elemente: Massage- sowie Reinigungstechniken, spirituelle Yogapraktiken, Ernährungslehren und Pflanzenheilkunde. Was haben diese Dinge nun aber mit den Chakren oder der Energiearbeit zu tun? Prinzipiell ist es so, dass auch in den ayurvedischen Lehren die Chakren einen hohen Stellenwert haben. Somit behandelt man mit Hilfe dieser ganzheitlichen Heilmethoden die Psyche, den Körper, den Geist, die Gefühlswelt, die Spiritualität und nicht zuletzt auch das gesamte Energiesystem.

Während *Ayurveda* in Asien die vorherrschende Medizin darstellt, sieht man diese Heilmethoden in Europa oftmals als Wellness an. So findet man immer wieder auch ayurvedische Massagen in Wellnesshotels und dergleichen. Wirklich viel gemein mit den ursprünglichen Techniken haben diese Anwendungen häufig leider nicht. *Ayurveda* ist jedoch wie jedes andere medizinische System sehr komplex und nicht schnell erklärbar. Hierzu gibt es demnach auch in Europa speziell ausgebildete Therapeuten, die Ihnen beispielsweise bei einem Leben nach ayurvedischen Prinzipen helfen können. Besonders in Bezug auf die Ernährung findet *Ayurveda* aber tatsächlich auch im Westen der Welt besonderen Anklang. Essen nach ayurvedischem Prinzip bedeutet, den Körper von innen zu reinigen und zu heilen.

Um Ihnen einen kleinen Einblick in diese traditionelle Heilkunst zu geben, möchte ich Ihnen einerseits grundlegende Tipps für eine ayurvedische Ernährung mit auf den Weg geben und Ihnen anschließend auch noch eine Selbstmassage erklären, die Ihren Energiefluss fließen lassen soll:

Praxistipp: Ayurvedisches Ernährungsprinzip

- Zum Tagesstart ein warmes Glas Wasser trinken.
- Nur bei Hunger und nie in Eile essen.
- Regelmäßig WARME Mahlzeiten essen.
- Saisonale und lokale Lebensmittel verwenden.
- Alle ayurvedischen Geschmacksrichtungen einbauen: süß, sauer, salzig, scharf, bitter, herb.
- Keine körperlichen Bedürfnisse unterdrücken.
- Nicht über ein angenehmes Völlegefühl essen.
- Pflanzliche und vegane Kost bzw. Bioprodukte bevorzugen.

Praxistipp: Selbstmassage = Selbstreinigung

Vor allem in den Füßen finden sich viele Energiepunkte, die man mit Hilfe einer ayurvedischen Selbstmassage aktivieren kann. Diese wirkt sehr beruhigend und auch ausgleichend. Bestenfalls nehmen Sie sich täglich 15 min Zeit, um Ihre Zehen, Füße, Fersen, Knöchel und Waden sanft zu streicheln und zu massieren. Hierfür eignet sich ein warmes Öl, z. B. Sesamöl. Bei der Selbstmassage gibt es keine spezielle Technik, sondern Sie sollten nach Ihrem Gefühl vorgehen. Beginnen Sie bei der großen Zehe, streichen Sie alle Zehen nacheinander aus und wandern Sie Schritt für Schritt weiter aufwärts bis zu Ihrem Knie. Danach ziehen Sie weiche Socken an und genießen die Entspannung und die Ruhe.

METHODE 5: YOGA

Yoga wurde vor mehr als zweitausend Jahren in Indien entwickelt und ist eine Technik, um die Harmonie mit sich selbst zu finden und diese auch zu leben. Ein klarer Geist und ein kräftiger Körper sollen das Endziel der yogischen Übungen darstellen. Es sei aber gesagt, dass Yoga vor allem in Indien viel mehr eine Lebensweise und Lebensphilosophie ist als eine reine meditative Übung oder gar Sportart, wie es in Europa vorrangig praktiziert wird. Wer sich durch Yoga rein körperlich betätigen und sportliche Erfolge erzielen will, hat den wahren Sinn dieser Lehre nicht begriffen.

Das Wort ‚Yoga' heißt wörtlich übersetzt ‚anjochen' oder ‚anschirren' und hört sich zuerst gar nicht so positiv an. Bildlich ist es sich aber so vorzustellen, dass man Körper und Geist zusammenbindet oder ihnen ein gemeinsames Geschirr überstülpt. Auch Sie haben bestimmt schon einmal von Yoga gehört und sicherlich auch von der vielfältigen Art und Weise, Yoga zu praktizieren. Manche üben Yoga, um sich zu entspannen und zu sich zu finden. Andere wiederum machen Poweryoga, um Energie zu generieren und kräftiger zu werden. Es ist völlig egal, ob man sich eher der meditativen oder der belebenden Methode zuwendet, denn Yoga an sich bedeutet schon, seinen Geist von äußeren Einflüssen unabhängig zu machen und seinen persönlichen inneren Frieden zu finden. Genau dies war ursprünglich das Ziel der Yogalehren. Vor allem im Westen der Welt wird dies meist vergessen und Yoga als eine rein körperliche Betätigung angesehen. Viele vergessen hierbei den meditativen, spirituellen Charakter, den man durchaus auch in energiegeladenen und kräfteraubenden Übungen aufrechterhalten kann. Yoga an sich kann unseren Körper und unsere Seele beruhigen oder auch beleben – je nachdem, was gerade vonnöten ist. Körperlich gesehen stärkt es Koordination, Kraft, Flexibilität und Ausdauer sowie den Stoffwechsel. Es beugt diversen Krankheiten vor und ist besonders effektiv für das Herzkreislaufsystem und den Stützapparat. Aber auch psychisch gesehen wirken die Praktiken gesundheitsfördernd, da sie Hektik und Stress vermindern und die Selbstwahrnehmung fördern. Alles, was zählt, ist der jetzige Moment. Da wir im Yoga eins mit uns selbst werden sollen und alles andere ausblenden, ist Yoga eine tolle Energiearbeit und auch Körperarbeit. Mit Hilfe verschiedenster Übungen kann der Ausübende seinen Energiefluss also etwas dimmen oder auch stärken. Jemand, der schon Erfahrung mit Yoga oder auch der Chakrenarbeit hat, kann sogar einzelne Chakren durch Yogaübungen beleben.

Aber auch wenn Sie Neuling in der Yogawelt sind, werden Sie spätestens nach der ersten Einheit bemerken, wie glückselig und lebendig Sie sich fühlen. Yoga wirkt nämlich auf Körper, Geist und Psyche und stellt eine Harmonie zwischen diesen drei Komponenten dar. Somit fühlen Sie sich bei regelmäßiger Übung deutlich lebhafter und mit sich selbst im Einklang. Dies ist ein hervorragender Einstieg, sich genauer mit seinem Energiesystem und den Chakren zu beschäftigen. Tatsächlich heilt jede einzelne Yogaübung unseren Körper und unsere Seele Stück für Stück. Um aber gezielte Übungen für bestimmte Chakren zu finden, habe ich Ihnen später zu jedem Chakra eine geeignete Yogaübung angeführt.

Spezifische Chakrenarbeit

Nach der allgemeinen Energiearbeit, die Sie als Vorbereitung zur spezifischen Chakrenarbeit, aber auch als zusätzlichen Ausgleich anwenden können, befassen wir uns nun ganz genau mit den einzelnen Chakren und wie sie gezielt am jeweiligen Chakra arbeiten können. In diesem ausführlichen Kapitel geht es also darum zu erkennen, welche Chakren blockiert, verstopft oder unterentwickelt sind und wie Sie diese öffnen und reinigen können. Dabei sind einige grundlegende Dinge sehr wichtig, die ich Ihnen kurz als Checkliste anführen möchte, auf die Sie immer wieder einen Blick werfen sollten:

1. Zeit nehmen

Energiearbeit in jeglicher Form bedeutet, sich Zeit für den eigenen Körper und die Seele zu nehmen. Unter Druck zu arbeiten, generiert nur Gegendruck und so werden Sie Ihre Problematiken eher verschlechtern und definitiv nicht beheben können. Es ist deutlich besser, sich einmal wöchentlich ganz BEWUSST auch mal länger Zeit für diese Körperarbeit zu nehmen, anstatt täglich, aber dafür mit Stress und Druck zu arbeiten. Natürlich ist es lobenswert, die Chakrenarbeit als regelmäßiges Ritual einzuführen. Dennoch sollten Sie dafür auch die nötige Zeit haben, denn nur so können Ihr Körper und Ihre Seele sich öffnen. Stellen Sie sich dies wie eine funktionierende Freundschaft vor: Haben Sie immer nur ganz kurz zwischendurch Zeit für eine liebe Person, sind mit den Gedanken aber bereits bei anderen Dingen und hören gar nicht auf Ihr Gegenüber, wird sich diese Person langfristig von Ihnen abwenden. Genauso wie eine Freundschaft muss auch die Energiearbeit gepflegt und bewusst daran gearbeitet werden.

2. Eigene Grenzen respektieren

Dies ist ein sehr wesentlicher Punkt in der Chakren- oder der gesamten Energiearbeit. Vor allem, wenn man sich mit blockierten Energien und Chakren beschäftigt, geht man seinen Problemen, Sorgen, Ängsten oder auch Schwächen auf den Grund. Dies kann mitunter auch sehr frustrierend, verletzend oder kräfteraubend sein. Natürlich sollte man genau dort arbeiten, wo es am schwierigsten scheint, denn nur so kommt man zu bereichernden Erkenntnissen und zu einer Harmonie zwischen Körper und Geist. Nichtsdestotrotz darf man seine eigenen Grenzen nicht überschreiten. Es gibt durchaus Tage, da können Sie in die Tiefe arbeiten. Es gibt aber auch Tage, wo dies nicht möglich ist. Sehen Sie dies nicht als Rückschlag an, sondern arbeiten Sie gegebenenfalls an diesen Tagen an anderen Themen oder Chakren oder legen Sie auch einfach eine Pause ein. Ihre innere Stimme zu übergehen und Ihre eigenen individuellen Grenzen zu überschreiten, wirft Sie enorm zurück. Achten Sie also auf sich selbst.

3. In der Ruhe liegt die Kraft

Gehen Sie vor allem die Chakrenarbeit mit Bedacht an. Hat man erkannt, welche Chakren Probleme bereiten, ist man oft drauf und dran, alle Thematiken gleichzeitig behandeln zu wollen. Ich kann Ihnen jedoch versichern, dass dies nicht zielführend ist, erst recht nicht, wenn Sie gerade erst mit der Energiearbeit beginnen. Sie kennen das bestimmt von Ihrem Alltag: Sie müssen hunderte Dinge gleichzeitig erledigen, wissen nicht, womit sie beginnen sollen und stressen sich entweder ab oder machen all die Sachen nur halbherzig. Wirklich glücklich werden Sie damit nicht und das Endergebnis sieht meist auch nicht so aus, wie gewünscht. Genau so können Sie es sich mit der Chakrenarbeit vorstellen. Wer an allen Chakren gleichzeitig arbeiten will, ist schnell überfordert und kommt so auch nicht oder nur sehr verspätet ans Ziel. Setzen Sie hier Prioritäten und behandeln ein Energiezentrum nach dem anderen, um effektiv und langfristig den Energiefluss zu sichern.

ERKENNEN BLOCKIERTER CHAKREN

Schritt 1: Hauptthemen erkennen

Bevor Sie an die Chakrenarbeit gehen können, müssen Sie zuerst erkennen, welche Chakren blockiert sind. Wie Sie schon wissen, steht jedes Chakra für bestimmte Thematiken. Ein Mangel an Durchsetzungsfähigkeit kann beispielsweise dem blockierten Solarplexuschakra zugeordnet werden. Dies ist natürlich nicht immer so leicht zu erkennen, aber vielleicht haben Sie ein oder zwei große Themen, die Sie immer wieder beschäftigen und die regelmäßig auftreten. Achten Sie doch einmal genau darauf und suchen mit Hilfe dieses Ratgebers dann, zu welchem/n Chakra/en diese Thematik passen könnte. Fällt Ihnen beispielsweise auf, dass Sie sich in Diskussionen nie deutlich ausdrücken können, Ihre Stimme versagt oder Sie unbewusst verletzende Worte gebrauchen, steht dies für ein blockiertes Kehlkopfchakra.

Seine individuellen Themen und Probleme zu erkennen, erfordert großes Bewusstsein über sich selbst, aber auch Zeit und Geduld. Nur durch das Beobachten bestimmter Verhaltensmuster und immer wiederkehrenden Problematiken oder Streitpotentiale können Sie selbst herausfinden, welches Chakra ganz offensichtlich blockiert ist. Um es für Sie jedoch etwas leichter zu gestalten, finden Sie nachfolgend bei jedem Chakra nochmals eine kurze Auflistung, welche Dinge für eine Blockade stehen. Somit können Sie einerseits durch Beobachten Ihrer selbst, aber auch mit Hilfe dieses Ratgebers Ihre individuellen Blockaden finden.

Schritt 2: Vorbereitende und unterstützende Arbeit

Diesen Schritt habe ich im vorherigen Kapitel ‚Allgemeine Energiearbeit' bereits erwähnt. Hier zählen Dinge wie Yoga, Meditationen, Aroma- und Räuchertherapie sowie Edelsteinkunde, aber auch Ayurveda hinzu. Diese vorbereitende, aber unterstützende Arbeit möchte ich hier dennoch nochmal kurz erwähnen, da sie einen wirklich wichtigen Teil der gesamten Arbeit darstellt. Vor allem Anfänger benötigen diese Vorbereitung, damit sich der Körper, aber vor allem der Geist für die sehr spirituelle Arbeit an den Chakren vorbereiten kann. Chakrenarbeit ist sehr bereichernd, aber anfänglich auch auslaugend, und so sollten Sie die vorher genannten Dinge durchaus auch als Unterstützung und Ausgleich zur Chakrenarbeit ansehen und anwenden.

Schritt 3: Individuelle Arbeit am jeweiligen Chakra

Im dritten Schritt geht es an die tatsächliche Arbeit an dem jeweiligen Chakra oder den jeweiligen Chakren. Wie vorhin erwähnt, sollten Sie ein Chakra nach dem anderen bearbeiten und nicht alle Themen gleichzeitig behandeln. Hier gibt es zweierlei Möglichkeiten:

1. Sie können entweder **‚hierarchisch'** vorgehen und vom Wurzelchakra aufwärts arbeiten. So beschäftigen Sie sich mit jedem Chakra sehr genau und können sich sicher sein, keine Blockaden zu übersehen. Erinnern Sie sich an die anfangs

erwähnte *Kundalini-Energie.* Diese wird am effektivsten freigesetzt, wenn sie von unten nach oben alle Chakren öffnen und reinigen. Zusätzlich erfahren Sie hierbei einen inneren Frieden und tiefe Spiritualität, da Sie sich mit ALLEN Themen JEDES Chakras auseinandersetzen. Möchten Sie sich ohnehin jedem Chakra widmen oder sind sich unsicher, welches nun wirklich blockiert ist, ist dieser Weg der sinnvollste. Nach und nach öffnet man so die Energiezentren und kann förmlich fühlen, wie sich die Energie bis oben hin zum Kronenchakra schlängelt.

2. Sie können aber auch an nur **einzelnen** Chakren arbeiten, wenn Sie bewusst fühlen, welches Chakra verschlossen ist. Sind Sie schon bewandert in der Energiearbeit und haben ein gutes Gefühl für Ihren Energiefluss, ist dies eine sehr gute Möglichkeit. So arbeiten Sie effektiv und gezielt nur an den Chakren, die auch einer Reinigung bedürfen. Für diejenigen, die jedoch (noch) nicht spüren oder erkannt haben, welches Chakra offen oder geschlossen ist, empfehle ich den ersten Weg.

ARBEIT AM WURZELCHAKRA

Zuallererst möchte ich Sie bitten, für sich selbst diesen Fragebogen durchzugehen. Beantworten Sie einige Fragen mit JA, ist Ihr Wurzelchakra vermutlich blockiert. Ähnliche Fragebogen werden Sie auch bei den anderen Chakren finden, bevor Sie dann jeweils auf das Chakra zugeschnittene Methoden und Tipps zum Öffnen bekommen:

1. Fehlt Ihnen der Glaube ans Leben, der Lebenssinn?
2. Haben Sie Zukunftsängste?
3. Fühlen Sie sich oft, als würden Sie den Boden unter den Füßen verlieren?
4. Fühlen Sie sich oft erschöpft oder müde?
5. Machen Sie sich oft Sorgen über finanzielle Angelegenheiten?
6. Leiden Sie an Durchfall oder Verstopfung?

Eigenen Körper erfahren

Um das Wurzelchakra zu öffnen, ist ein gutes Gefühl für den eigenen Körper unabdingbar. Dies bedeutet, in den Körper hineinzuspüren und sich selbst zu spüren.

Viele Menschen weigern sich, die Signale des Körpers wahrzunehmen, da diese nicht immer positiv sind. Aus Angst, Schmerz, Trauer, Wut oder dergleichen zu spüren, verschließen sie sich. Energetisch gesehen, verkrampfen wir uns bei negativen Körperempfindungen und wehren uns dagegen.

Ein guter Ansatz hier kann sein, das Ganze neutral zu betrachten bzw. es zu versuchen. Jede Empfindung darf sein. Versuchen Sie dennoch in sich hineinzuhören und den Schmerz zuzulassen. Ein Schmerz, den wir durchleben, wird milder und milder mit jeder Erfahrung, die wir machen. Die Anspannung schwindet also und Sie sind um eine Erfahrung reicher. Zusätzlich kann es aber auch helfen, die innere Anspannung durch bewusste Entspannung zu lösen. Entspannen Sie sich beispielsweise mit Hilfe einer heißen Dusche und lernen somit, mit den Empfindungen umzugehen.

Ganz besonders wichtig ist aber auch, Sport zu betreiben oder Bewegungen in jeglicher Form in den Alltag einzubauen. Dies lindert enorm den Stresspegel und reinigt den Kopf und die Gedanken. Suchen Sie hier eine Form der Aktivität, die Ihnen Freude macht und Sie nicht unter Druck setzt. Achten Sie aber auch hier auf Ihre tiefsten Körpersignale, denn dies ist schließlich das, was Sie lernen wollen. Leistungssportler hingegen gehen hier oft über ihre Grenzen hinaus und blockieren somit oftmals das Wurzelchakra erneut.

Ängste loslassen

Ängste können mannigfaltig auftreten, wie beispielsweise als tief verwurzelte Urangst, Angst vor Krankheit und Schmerz, finanzielle Ängste, Überlebensängste, Verlustängste oder aber auch als unklare und wenig rationale Ängste. Jegliche Form von Angst blockiert jedoch das Wurzelchakra. Diese Ängste veranlassen Ihren Körper zur Anspannung - einerseits energetisch im Wurzelchakra, andererseits körperlich vor allem in den Beinen, dem Becken und der gesamten Beckenbodenmuskulatur.

Sich seinen Ängsten zu stellen, ist demnach ein geeigneter, aber kein leichter Weg, das Wurzelchakra zu öffnen. Zuallererst hilft es aber, seine Angst anzunehmen und sich nicht dafür zu schämen. Ängste hat jeder von uns und man darf auch dazu stehen. Im Gespräch mit Freunden oder anderen Betroffenen lösen sich hier oftmals viele Blockaden wie von selbst. Demnach empfehle ich hier, viel mit

Vertrauenspersonen über Ihre Ängste zu sprechen, ohne sich dafür schämen zu müssen.

Aber auch eine körperliche Entspannung der Bereiche, in denen sich die Angst manifestiert, ist sehr wichtig, um das Wurzelchakra zu öffnen. Sehr oft ist der Beckenboden samt After blockiert. Stellen Sie sich hierbei vor, wie helles Licht durch Ihren Beckenboden fließt und auch Ihre Beckenorgane und Ihren Intimbereich durchflutet.

Yogastellung Vrikshasana

Eine sehr geeignete Yogastellung für das Wurzelchakra ist *Vrikshasana* oder übersetzt ‚der Baum'. Prinzipiell sind jedoch vor allem die stehenden Yogaübungen sehr gut geeignet, da sie die Verwurzelung mit der Erde und die Bodenständigkeit darstellen. *Vrikshasana* wird Sie einerseits erden, Ihnen aber auch Sicherheit und Stabilität schenken. Führen Sie diese Übung regelmäßig durch, um den besten Effekt zu erzielen:

1. Stehen Sie stabil und mit beiden Füßen gleichmäßig auf dem Boden. Dabei sollen Sie sich nicht verkrampfen, sondern locker und entspannt stehen. Die Arme hängen ganz leicht von ihrem Körper herab. Ihr gesamtes Gewicht verteilt sich gleichmäßig auf den Fußsohlen, Ihr Blick ist gerade nach vorne gerichtet und Ihre Schultern hängen locker nach unten. Achten Sie auf einen regelmäßigen, ruhigen Atem.

2. Nun ziehen Sie Ihre Schulterblätter zueinander, spannen die Beine sowie den Bauch an. Die Hände stützen Sie nun an Ihre Hüften, sodass die Ellenbogen nach außen zeigen. Dabei atmen Sie völlig ruhig weiter. Bei der nächsten Ausatmung führen Sie das rechte Bein nach oben und setzen den Fuß an den inneren Oberschenkel des linken Beines. Das Knie drehen Sie leicht nach außen. Finden Sie nun einen sicheren Stand.

3. Führen Sie Ihre Hände vor Ihrer Brust zusammen, als würden Sie beten. Dabei blicken Sie immer noch nach vorne und entspannen Ihr Gesicht. Beine und Bauch sind unter Spannung, jedoch nicht verkrampft. Die Wirbelsäule bleibt gerade, die Schultern sind entspannt.

4. Funktioniert dies gut, führen Sie Arme und Hände über den Kopf, wobei die Handflächen immerzu aneinander bleiben. Atmen Sie ruhig ein und aus.

5. Spüren Sie die Verwurzelung Ihres Fußes mit dem Boden, als wären Sie ein Baum. Halten Sie die Stellung, solange sie sich gut anfühlt. Danach senken Sie das rechte Bein langsam wieder und stellen sich parallel hin. Die Arme und Beine können Sie nun wieder zurück zur Brust führen und anschließend wieder locker hängen lassen. Spüren Sie noch einen Moment nach.

Meditation Wurzelchakra

Neben allgemeinen Meditationen gibt es unzählige Meditationen, die auf das jeweilige Chakra zugeschnitten sind. In diesem Ratgeber möchte ich Ihnen kurze und knappe Chakren-Meditationen vorstellen, die Sie auch ohne vorherige Kenntnisse und vor allem auch mit wenig Zeit durchführen können. Zusätzlich gebe ich Ihnen bei einigen Meditationen einen bestimmten Laut mit auf den Weg, der das jeweilige Chakra öffnen soll. Diese Meditationen dauern meist nur wenige Minuten und sind auch gegebenenfalls im stressigen Alltag durchzuführen. Wir beginnen also mit der Meditation des Wurzelchakras:

1. Setzen Sie sich aufrecht auf einen Stuhl oder den Schneidersitz.
2. Geben Sie beide Hände an die Oberschenkel, sodass sich nur Daumen und Zeigefinger beider Hände berühren.
3. Begeben Sie sich gedanklich zu Ihrem Wurzelchakra. Atmen Sie tief ein und wieder aus. Stellen Sie sich vor, wie Sie mit jeder Einatmung Energie in das Chakra atmen und wie sich diese Energie bei jeder Ausatmung ausbreitet. Versuchen Sie beim Ausatmen den Laut LAM zu summen. Wiederholen Sie dies maximal 20x und achten Sie darauf, wirklich tief in den Bauch zu atmen.

Weitere Hilfestellungen

Hier möchte ich Ihnen jeweils eine kurze Erklärung darüber geben, welche Aromen, Räuchermischungen oder Edelsteine für das jeweilige Chakra förderlich sein können. Anzuwenden sind diese Dinge wie im Kapitel ‚Allgemeine Energiearbeit' erklärt. Zusätzlich finden Sie hier noch kleinere Tipps für den Alltag sowie unterstützende Lebensmittel.

In der Aromatherapie kann man für das Wurzelchakra den Nelkenduft für die Fähigkeit, loszulassen, verwenden. Weiterhin hilft Zypresse für die Konzentration und Rosmarin für den Aufbau des Selbstbewusstseins. Zedernholz wirkt angstlösend. Bei den Räuchermischungen werden rote Rosenblüten und Drachenblut empfohlen. In der Edelsteintherapie sind vor allem dunkle Heilsteine von schwarz bis dunkelrot für das Wurzelchakra von Bedeutung. Allen voran sind hier der Rosenquarz, Rauchquarz, der Granat und die rote Koralle zu erwähnen.

Beim Kochen sollten Sie vor allem auf erdige Lebensmittel setzen, wie beispielsweise Radieschen, Rettich, Kartoffeln, Karotten, rote Beete oder rote Zwiebel. Ganz allgemein gesprochen, sind rote Obst- und Gemüsesorten hilfreich für dieses Chakra. Im Alltag wäre es hilfreich, wenn Sie sich auch dem körperlichen Genuss dann und wann hingeben, sprich genussvoll essen, kuscheln oder auch Sex betreiben. Zusätzlich sind Interaktionen in der Natur wie Gartenarbeit oder Spaziergänge effektiv.

ARBEIT AM SAKRALCHAKRA

1. Haben Sie Sexualprobleme wie wenig/keine Lust oder das Gefühl der Unbefriedigtheit?
2. Sind Sie schnell eifersüchtig in Beziehungen?
3. Leiden Sie oft an Problemen und Schmerzen des unteren Rückens?
4. Fehlt Ihnen die Lust und die Freude am Leben?
5. Sind Sie anfällig für Unterleibsproblematiken wie Menstruations- und Prostatabeschwerden, Blasenentzündungen oder Nierenproblemen?
6. Würden Sie gerne etwas leidenschaftlicher und genussvoller durchs Leben gehen?

Sinne stärken

Das Sakralchakra steht für Sinnlichkeit, weshalb es nicht verwunderlich ist, dass Sie dieses Chakra vor allem auch durch das Stärken Ihrer Sinne öffnen können. Hierbei können Sie versuchen, all Ihre Sinne im Alltag ganz nebenbei zu stimulieren. Hören Sie sich beispielsweise eine Melodie, ein Lied oder ein Hörbuch ganz bewusst an und vergessen dabei alles andere rund um sich. Schärfen Sie Ihren Hörsinn und versuchen Sie, jede Nuance aus der Melodie aufzunehmen.

Aber auch mit allen anderen Sinnen können Sie Ihr Chakra öffnen. Essen Sie das nächste Mal ganz bewusst und schmecken die Aromen heraus, sehen Sie ganz bewusst die Schönheiten der Natur, riechen Sie ganz bewusst den Duft Ihrer Lieblingsblume oder genießen Sie ganz bewusst die Berührungen Ihres Partners. Achtsamkeit im Alltag ist also der Schlüssel, um das Sakralchakra zu stimulieren, zu öffnen und zu reinigen.

Tantra – das Leben leben

Bei Tantra geht es entgegen der landläufigen Meinung nicht vorrangig um Sex oder Sexualität, sondern um die Hingabe und die Lust an sich. Tantra bedeutet, im Augenblick zu leben und sich seinen Bedürfnissen ohne Scham hinzugeben.

Es bedeutet auch, sich dem Hier und Jetzt vollkommen zu öffnen und das zu tun, was man will. Dabei geht es eben nicht nur um körperliche Lust, sondern um all das, was Sie glücklich macht. Sein individuelles Tantra zu leben, heißt also auch, herzhaft zu lachen, wild zu tanzen, hemmungslos zu weinen oder fröhlich zu singen. Ihre eigene Hingabe und Lust zu bestimmten Dingen auszuleben, hilft Ihrem Sakralchakra enorm. Lassen Sie sprichwörtlich das Kind aus Ihnen heraus und seien Sie wild und unbefangen. Dieses unbefangene Ausleben seiner Bedürfnisse öffnet und ebnet auch den Weg zu einer ausgelassenen und schamlosen Sexualität, die man wiederentdecken darf.

Yogastellung Marjaryasana

Marjaryasana bedeutet die Katze und ist eine Yogastellung, die Ihr Becken und die dazugehörige Muskulatur stärkt. Verkrampfungen in diesem Bereich verschließen das Sakralchakra. Mit Hilfe dieser Übung können Sie es wieder lösen:

1. Begeben Sie sich in den Fersensitz. Dies bedeutet, dass die Fersen nach hinten schauen und Sie mit Ihrem Gesäß auf Ihren Unterschenkeln sitzen. Dabei sind die Beine leicht geöffnet und Ihre Hände ruhen auf den Oberschenkeln.

2. Richten Sie sich auf, sodass die Oberschenkel sich strecken und Ihre Wirbelsäule gerade nach oben ragt. Die Knie sind etwa hüftbreit auseinander und die Fußrücken liegen flach auf dem Boden bzw. der Matte.

3. Begeben Sie sich nun mit Ihrem Oberkörper nach vorne, sodass sich Ihre Hände auf den Boden stützen. Sie sind nun also im Vierfüßlerstand angelangt. Die Fingerspitzen zeigen nach vorne und die Handgelenke sind direkt in einer Linie unter den Schultern. Der Oberkörper ist gestreckt und parallel zum Boden. Sehen Sie nun nach vorne und fixieren einen Punkt, während Sie ruhig ein- und ausatmen.

4. Atmen Sie nun ein und ziehen den Bauchnabel in Richtung Wirbelsäule. Beugen Sie Ihren Oberkörper wie eine Katze, die einen Katzenbuckel machte. Ihr Rücken wird so gedehnt, der Kopf beugt sich nach unten.

5. Spüren Sie die wohltuende Dehnung und halten Sie hier ganz bewusst einige Atemzüge inne.

6. Atmen Sie erneut aus und führen Sie Ihre Wirbelsäule wieder in die gerade Position zurück. Ihr Blick gleitet wieder nach vorne. Wiederholen Sie diese Übung einige Male und finden Sie hierbei Ihren ganz eigenen Rhythmus.

7. Möchten Sie die Übung etwas ausbauen, strecken Sie Ihren Rücken nach der Katze durch, als würden Sie ein Hohlkreuz machen. Ihr Kopf streckt sich dabei leicht nach oben. Diesen Teil der Übung nennt man ‚die Kuh'. Spüren Sie hier die Dehnung in den Bauchmuskeln und atmen Sie auch hier einige Male ein und aus.

8. Sie können gerne den Wechsel zwischen Katze und Kuh rhythmisch gestalten, wobei Sie den Positionswechsel mit der Ausatmung begleiten sollten.

Meditation Sakralchakra

1. Setzen Sie sich auf einen Stuhl oder in den Schneidersitz.

2. Legen Sie Ihre Hände in Ihren Schoß, wobei die Handflächen nach oben blicken. Legen Sie nun Ihre linke Hand in die rechte und lassen die Daumen einander berühren.

3. Lenken Sie nun Ihre Aufmerksamkeit auf den Sitz Ihres Sakralchakras unterhalb des Nabels. Atmen Sie nun ein und spüren Sie, wie sich das Sakralchakra mit Licht

füllt. Atmen Sie aus und stellen Sie sich vor, wie sich dieses Licht ausbreitet. Versuchen Sie, die Ausatmung mit dem Laut VAM zu kombinieren.

4. Wiederholen Sie die Meditation bis zu 20-mal und atmen Sie bewusst in den Bauch.

Weitere Hilfestellungen

Einige wirkungsvolle Aromen für das Sakralchakra sind der Rosmarin für Lebensfreude, Anis für Ruhe und Vanille für mehr Herzenswärme. Auch die Orange verhilft zu mehr Freude, das Sandelholz zur Sinnlichkeit und die Myrrhe zu mehr Sexualität. Bei den Räuchermischungen können Sie auf Orangenschalen, süße Myrrhe oder Bernstein zurückgreifen. In der Steinkunde wirken hier vor allem orangefarbene Heilsteine wie der Citrin, der orange Jaspis und Beryll, der Karneol und der orange Mondstein.

Nützliche Lebensmittel hier sind Nüsse, Salbei, Koriander, Ingwer, Salbei, Kresse und entwässernde Obst- und Gemüsesorten wie Gurke, Tomate, Birne, Ananas und Weintraube. Alltagstipps, die ich Ihnen bezüglich des Sakralchakras mit auf den Weg geben möchte, sind, Ihre Kreativität durch Malen, Tanzen und Singen auszuleben, Spontaneität in Ihr Leben zu bringen und auch Neues zu entdecken.

ARBEIT AM SOLARPLEXUSCHAKRA

1. Mangelt es Ihnen an Durchsetzungs- und Kritikfähigkeit?
2. Verlieren Sie häufig die Kontrolle über Ihre Gefühle?
3. Leiden Sie an Verdauungsproblemen und/oder Bauchschmerzen?
4. Leiden Sie an Alpträumen oder Schlafstörungen?
5. Wirkt sich psychischer Stress und Druck auf Ihren Magen aus?
6. Haben Sie eine Essstörung und/oder Gewichtsprobleme?

Wärme finden

Das Solarplexuschakra liebt Wärme und damit ist tatsächlich die Wärme von außen gemeint. Vor allem die Sonne und das Feuer können dieses Chakra öffnen und reinigen. Kurze Sonnenbäder sind eine wahre Wohltat. In den sonnigen Jahreszeiten ist dies leicht, aber auch im Winter sollten Sie darauf achten, zumindest ein paar Sonnenminuten täglich zu erhaschen. Vor allem in der kalten Jahreszeit können Sie aber auch mit Saunabesuchen oder einem Kamin- oder Lagerfeuer Abhilfe verschaffen. Zusätzlich könnte vielleicht Hot Yoga für Sie interessant sein: Hier werden die jeweiligen Übungen in einem 40 °C heißen Raum durchgeführt.

Selbstbewusstsein generieren

Menschen mit blockiertem Solarplexuschakra fühlen sich oft als Opfer äußerer Umstände. Um diesen Kreislauf der Negativität zu durchbrechen und Selbstbewusstsein zu generieren, muss man aus dieser Opfermentalität aussteigen können. Dies gelingt am besten, wenn man für seine eigenen Gedanken, Gefühle und Handlungen Verantwortung übernimmt. Äußere Erlebnisse passieren so oder so, jedoch kommt es ganz darauf an, wie man selbst darauf reagiert, was man dabei fühlt und denkt und welche Handlung man dann setzt.

Ist man sich seiner Gefühlswelt und seiner Handlungen bewusst, erkennt man, dass man für sein Leben selbstverantwortlich ist und nicht das Opfer anderer. Sie sind nicht der Willkür Ihrer Umgebung ausgesetzt. Dies sollten Sie sich immer wieder sagen. Je mehr man die Verantwortung für sich selbst übernimmt, umso mehr schwindet dieses Opferbewusstsein und erst dann kann sich ein gesundes Selbstvertrauen aufbauen.

Yogastellung Shalabhasana

Um das Solarplexuschakra zu öffnen, benötigen Sie vor allem Yogastellungen, die Ihren Körper als Ganzes öffnen. Dazu gehören vorwärts- und rückwärtsbeugende Positionen sowie alle Übungen, die den Oberkörper und Nabelbereich öffnen. Ich erkläre Ihnen hier *Shalabhasana*, die Heuschrecke:

1. Begeben Sie sich in die Bauchlage auf eine Yoga- oder Gymnastikmatte. Bringen Sie Ihre Hände entweder nahe neben sich an den Körper oder legen Sie sie unter den Körper. Die Handflächen sind entweder flach am Boden oder auch zu Fäusten gefaltet.

2. Mit der nächsten Einatmung generieren Sie Körperspannung und heben beide Beine so weit wie möglich nach oben an. Atmen Sie ruhig weiter und stützen Sie sich mit Ihren Händen etwas ab, um das Gleichgewicht zu halten.

3. Halten Sie diese Position so lange wie möglich, während Sie ruhig ein- und ausatmen.

4. Mit der Ausatmung legen Sie die Beine wieder ab und spüren nach. Erkennen Sie die Öffnung des gesamten vorderen Rumpfbereichs und wiederholen Sie die Übung einige Male.

Meditation Solarplexuschakra

1. Setzen Sie sich auf einen Stuhl oder in den Schneidersitz und schließen Sie die Augen.

2. Atmen Sie nun tief ein und stellen Sie sich vor, wie weißes Licht durch das Wurzelchakra über das Sakralchakra zu Ihrem Solarplexuschakra fließt. Stellen Sie sich vor, wie sich das Licht im ersten Chakra tiefrot, dann im zweiten Chakra orange und im Solarplexuschakra schlussendlich hellgelb verfärbt.

3. Bei der Ausatmung fließt das Licht wieder langsam durch die drei Chakren hinaus und verbindet sich mit dem Universum.

4. Stellen Sie sich vor, wie bei jeder Einatmung das Licht im Solarplexus heller und kräftiger wird. Bei jeder Ausatmung unterstützen Sie mit dem Laut RAM.

5. Wiederholen Sie das Ganze 15 – 20-mal und bleiben Sie dann noch etwas in Ruhe sitzen.

Weitere Hilfestellungen

Vor allem Anis für die Ruhe und Lavendel für die Glückseligkeit sind in der Aromatherapie des Solarplexuschakras hoch angesehen. Auch die Kamille wird oft angewandt und steht für Stabilität im Leben. Die Zitrone für mehr Selbstvertrauen kann ebenso angewandt werden. Empfehlenswerte Räuchermischungen sind Süßholz, Sandelholz und Cistrosen-Harz. Setzen Sie auch auf gelbe Heilsteine wie Citrin, Bernstein, Gold-Topas, Tigerauge und Pyritsonne.

Bei den Lebensmitteln sind vor allem Hülsenfrüchte wie Bohnen, Linsen und Erbsen zu verwenden, aber auch der Kohl und die Minze. Gewürztechnisch sollten Sie hier auf Kurkuma, Zimt, Anis, Nelken und Pfeffer setzen. Der Solarplexus wird im Alltag vor allem durch sportliche Aktivität, gefühlsbetonter Musik und herzhaftem Lachen erweckt.

ARBEIT AM HERZCHAKRA

1. Leiden Sie an Herz-, Kreislauf- oder Atemproblemen?
2. Mangelt es Ihnen an der Fähigkeit, ausreichend Liebe geben zu können?
3. Gibt es in Ihrem Leben nur 1 - 2 Menschen, denen Sie vollends vertrauen?
4. Haben Sie Angst vor Zurückweisung?
5. Mangelt es Ihnen an der Fähigkeit, auf fremde Menschen zuzugehen und offen zu sein?
6. Gibt es häufig Probleme in der Partnerschaft oder Beziehung zu anderen?

Bewusste Atmung

Die Konzentration auf den eigenen Atem und das ganz bewusste ruhige Atmen bringt Ihren Körper und Geist wieder in Gleichklang, Harmonie und in eine vollkommene Einheit. Das Herzchakra ist stark mit den Lungen verbunden, da der Atem diese füllt und uns so Leben schenkt. Auch die emotionalen Verbindungen sitzen in der Lunge. Sie kennen das bestimmt auch, wenn Sie sofort bei Aufregung oder Nervosität hektischer atmen oder die Atmung gänzlich anhalten. Sind wir jedoch glücklich und entspannt, ist unser Atem auch ruhig und fließend. Somit haben unsere Empfindungen aber nicht nur Einfluss auf die Atmung, sondern es geht auch umgekehrt und dies können Sie sich zunutze machen.

Versuchen Sie also immer mal wieder die Augen zu schließen und bewusst zu atmen. Nehmen Sie zuallererst wahr, wie tief oder oberflächlich Sie atmen und konzentrieren Sie sich dann auf einen angenehmen Atemfluss. Atmen Sie durch die Nase ein und sanft über den Mund wieder aus. Die Einatmung sollte lang und tief sein. Versuchen Sie immer vollständig auszuatmen und dabei nicht hektisch oder pressend zu werden. Schließen Sie hierbei auch gerne die Augen und fokussieren Sie sich ganz auf die Atemluft und die Energie, die Sie damit inhalieren.

Dem Herzen zuhören

Möchten Sie Ihr Herzchakra öffnen, bedeutet dies auch, dass Sie bereit sind, sich für die Spiritualität zu öffnen. Jedoch wissen Sie auch, dass in uns ein ständiger Wettbewerb zwischen dem Herzen und dem Verstand stattfindet. Die Vernunft leitet uns oft und scheut jedes Risiko. Mut und Intuition liegen jedoch im Herzen und diese Dinge gilt es nun wiederzuentdecken. Nur Ihr Herz weiß, was für Sie gut ist und was Sie brauchen, um glücklich durchs Leben zu gehen. Hingabe, Liebe, Dankbarkeit – all dies stärkt das Herzchakra. Somit sollten Sie sich genau diesen Dingen widmen. Öffnen Sie sich Ihrem Herzen und versuchen Sie, zumindest einmal täglich, ganz bewusst auf Ihre innere Stimme zu hören. Fangen Sie mit kleinen Schritten an und begeben Sie sich beispielsweise auf einen Spaziergang, wenn Ihr Herz das möchte, Ihr Verstand aber rät, den Haushalt zu erledigen. Sie werden sehen, dass nichts Schlimmes passiert, wenn Sie auf Ihr Herz hören – ganz im Gegenteil. Sie werden gelassener und dankbarer und überwinden auch Stress, Alltagsprobleme und Hindernisse deutlich leichter. Beginnen Sie also noch heute, auf zumindest eine kleine Idee Ihres Herzens zu reagieren und steigern Sie dieses ‚Vom-Herz-leiten-lassen' immer weiter.

Yogastellung Bhujangasana

Für das Herzchakra eignen sich alle Yogaübungen, die den gesamten Herzraum öffnen. Somit gehören hier alle Positionen erwähnt, die eine Rückwärtsbeugung mit sich ziehen. Besonders wichtig ist hier, die Übungen etwas länger als gewöhnlich zu halten, damit sich das Herzchakra auch vollständig entfalten kann. Wundern Sie sich nicht, wenn hierbei intensive Gefühle an die Tagesoberfläche gelangen, die sich ihren Weg nach außen bahnen. Zusätzlich gehört hier erwähnt, dass eine stets aufrechte Haltung ebenso dazu beträgt, das Chakra zu öffnen. Betrachten wir die Yogaübungen, möchte ich Ihnen *Bhujangasana*, die Kobra, vorstellen:

1. Legen Sie sich mit dem Bauch flach auf eine Matte. Dabei sollten Sie die Handflächen circa auf Schulterhöhe in die Matte drücken und Ihre Ellbogen nach oben zeigen lassen. Atmen Sie hier bereits einige Atemzüge tief ein und aus.

2. Atmen Sie wieder ein und heben nur die Stirn vom Boden ab. So verharren Sie erneut ein bis zwei tiefe Atemzüge.

3. Bei der nächsten Einatmung heben Sie auch Ihren Oberkörper mit Hilfe Ihrer Rückenmuskulatur hoch. Die Ellbogen sind noch leicht gebeugt.

4. Lassen Sie Ihr Becken ruhig gegen die Matte sinken und pressen Sie das Schambein in Richtung Boden. Versuchen Sie, mit jedem Atemzug die Schultern zu entspannen und fallen zu lassen.

5. Mit der nächsten Einatmung strecken Sie die Arme gänzlich durch. Wenden Sie Ihren Blick nach oben in Richtung Decke oder Himmel. Öffnen Sie Ihren Mund und atmen Sie mindestens fünf Mal tief ein und vollständig wieder aus.

6. Gehen Sie langsam und mit fließendem Atem zurück in die Ausgangsposition und spüren Sie in der Bauchlage nach.

Meditation Herzchakra

1. Setzen Sie sich aufrecht auf einen Stuhl oder in den Schneidersitz und schließen die Augen.

2. Atmen Sie gelassen ein paar Mal ein und wieder aus.

3. Lenken Sie Ihre Aufmerksamkeit zu Ihrem Herzen und spüren Sie, wie es sich anfühlt.

4. Erkennen Sie die Gefühle und Energien des Herzens, ohne diese zu bewerten.

5. Atmen Sie tief ein und stellen Sie sich vor, wie klares Licht in Ihr Herz fließt.

6. Mit jeder Einatmung füllt sich das Herz mit Licht, bis es überfließt und das Licht sich in alle Richtungen ausbreitet.

7. Spüren Sie den Frieden in Ihrem Herzen. Spüren Sie die Harmonie in Ihrem Herzen. Spüren Sie die Liebe in Ihrem Herzen. Spüren Sie Ihre Familie und Ihre Freunde in Ihrem Herzen. Nehmen Sie all dies an.

8. Stellen Sie sich vor, wie Sie Ihr Herz umarmen und ihm Liebe schenken.

9. Stellen Sie sich vor, wie diese Liebe alles um Sie herum einhüllt und baden Sie in dieser Liebe.

10. Genießen Sie diesen Herzensmoment und kommen Sie langsam wieder zurück in das Hier und Jetzt.

Weitere Hilfestellungen

Für das Herzchakra geeignete Aromen sind Jasmin für mehr Optimismus im Leben, Rose für die Beruhigung der Nerven und Kardamom für eine belebende Wirkung. In der Räucheranwendung kann man Süßgras, Beifuß oder ebenso Kardamom verwenden. Edelsteine, die hier effektiv wirken, sind einerseits grüne Heilsteine wie Smaragd, grüner Turmalin, Moosachat, Olivin, Jade, Chrysokoll oder rosafarbene Heilsteine wie Rosenquarz, Koralle und Rhodonit. In der Küche verwenden Sie für das Herzchakra bestenfalls viel grünes Obst und Gemüse wie Spinat, Gurken, Blattsalate, grüne Äpfel, aber allen voran auch viel grüne Kräuter. Im Alltag sollten Sie öfter auf Ihr Herz hören und Menschen umarmen, ihnen Ihre Aufmerksamkeit schenken, auch mal einem Fremden zulächeln und sich vielleicht auch ehrenamtlich engagieren.

ARBEIT AM HALSCHAKRA

1. Sind Sie eher schüchtern und fühlen sich unsicher?
2. Haben Sie oft Probleme, Dinge zu schaffen oder fehlt Ihnen oftmals die Muße?
3. Wählen Sie oft unbewusst die falschen Worte und verletzten somit ungewollt Ihr Gegenüber?
4. Neigen Sie zur Manipulation und Herablassung anderer?
5. Leiden Sie an Schilddrüsen-, Hals- oder Schulterbeschwerden?
6. Haben Sie Schwierigkeiten damit, Gedanken in Worte zu fassen und Ihre Meinung zu erklären?

Atemübungen

Bei der Arbeit am Halschakra geht es darum, seine Ausdrucksfähigkeit und das Kommunikationstalent zu erwecken oder wiederzubeleben. Oft bleibt uns sprichwörtlich der Atem weg und wir finden keinen Weg, unsere Meinung auszudrücken.

Somit hängt die Redefähigkeit doch oftmals mit unserer Atmung zusammen. Mit Atemübungen kann dem Halschakra demnach enorm geholfen werden. Probieren Sie doch die nachfolgende Übung aus. Sie nennt sich *Ujjayi*, also siegreicher Atem oder Meeresatem, und eignet sich einerseits dazu, den Hals zu kräftigen, aber auch die Nerven zu beruhigen.

1. Sitzen Sie aufrecht und schließen Sie die Augen.
2. Stellen Sie sich vor, Sie möchten ein Brillenglas benebeln, um es zu putzen. Hauchen Sie also mit der Ausatmung ein ‚Ha'.
3. Nun schließen Sie die Lippen und atmen auf dieselbe Weise aus, nur dass Ihr Mund nun verschlossen ist.
4. Versuchen Sie nun, mit geschlossenem Mund das Wort ‚Ha' sowohl ein-, als auch auszuatmen. Sie bemerken vielleicht eine Verengung im Hals, eine Blähung im Bauch beim Einatmen und einen Zug im Bauch beim Ausatmen.

Führen Sie die Übung bestenfalls täglich durch. Anfänglich mag es sehr schwer erscheinen, dies ist aber eine reine Übungssache. Gelingt dies gut, können Sie sowohl die Ein- als auch Ausatmung verlängern.

Zuhören, Zuhören, Zuhören

Kommunikation ist keine Einbahnstraße und so sollten Sie nicht nur an Ihrer Ausdrucksweise an sich, sondern auch an Ihrer Fähigkeit arbeiten, zuzuhören. Könnte es sein, dass Sie sich nur deswegen nicht gut artikulieren können, weil Sie gar nicht richtig zugehört haben, was Ihr Gesprächspartner meint? Oder legen Sie sich schon Antworten zurecht, bevor dieser in seinen Worten geendet hat und Ihre Antwort scheint dann gar nicht mehr passend zum Thema zu sein? Oder konzentrieren Sie sich oft auf viele andere Dinge während eines Gespräches, dass deshalb die Gesprächsführung schwierig wird? All diese Dinge sind keine Seltenheit und genau deshalb sollten Sie lernen, ein offenes Ohr zu haben. Nur wer achtsam zuhört, kann bei Unklarheiten nachfragen, ehrliche Anteilnahme zeigen und vor allem auch passende Worte finden. So wie Sie gehört werden möchten, möchte auch Ihr Gegenüber gehört werden. Erst dann wird es möglich, dass Sie Ihre eigenen Wünsche und Meinungen klar präsentieren können, sodass Ihr Gesprächspartner Sie auch versteht.

Üben Sie demnach, aufmerksam zuzuhören. Scheuen Sie sich nicht, bei Missverständnissen nachzufragen. Schenken Sie dem Anderen ungeteilte Aufmerksamkeit und antworten Sie dann in Ruhe und ohne Hektik.

Yogastellung Dhanurasana

Für das Halschakra sind vor allem Positionen geeignet, die den Rücken mobilisieren und die Halswirbelsäule strecken. Einerseits kennen Sie bereits ‚die Kobra' und ‚die Heuschrecke', die beide auch für dieses Chakra angewandt werden können. Aus der Heuschrecke kann man aber dann weiter den Bogen *Dhanurasana* entwickeln:

1. Legen Sie sich mit dem Bauch auf Ihre Yogamatte. Die Arme sind neben Ihrem Körper mit den Handflächen nach oben und die Zehen sind auf der Matte aufgestellt.

2. Atmen Sie gleichmäßig ein und aus. Nun beugen Sie die Knie so weit, dass Sie Ihre Fersen in Richtung des Gesäßes bringen. Heben Sie die Hände an und umfassen Ihre Fußgelenke. Dabei sollten die Beine jedoch hüftbreit auseinanderbleiben.

3. Mit der nächsten Einatmung bewegen Sie die Fersen vom Gesäß weg und heben die Oberschenkel etwas vom Boden an. Durch die Zugkraft heben Sie Ihren Brustkorb. Atmen Sie ruhig weiter, während Sie die Schulterblätter zusammenziehen und die Schultern fallen lassen.

4. Atmen Sie aus und heben Sie Ihre Beine noch etwas weiter an. Richten Sie Ihren Blick nach vorne und spannen Sie Ihren Bauch gut an.

5. Verharren Sie einige Atemzüge in dieser Position und versuchen Sie dennoch, tief in den Brust- und Bauchraum zu atmen. Schließen Sie gerne die Augen und spüren Sie, wie mit dem Atem Energie in den Körper fließt.

6. Lösen Sie sich mit der nächsten Einatmung aus der Haltung und lassen sowohl Arme, Füße und den Kopf wieder zu Boden sinken.
7. Wiederholen Sie die Übung noch zweimal und genießen Sie dann eine Entspannungsphase auf der Matte.

Meditation Halschakra

1. Stellen Sie sich aufrecht hin und bündeln Sie Ihre Aufmerksamkeit auf den Kehlkopf.

2. Atmen Sie nun ganz bewusst und ohne Hektik fünf Minuten durch die Nase ein und aus.

3. Lenken Sie Ihre Aufmerksamkeit auf Ihre Atemgeräusche.

4. Bei der nächsten Einatmung neigen Sie Ihren Oberkörper nach vorne, stützen die Hände auf den Knien ab und drücken das Kinn zum Brustbein hinunter.

5. Halten Sie die Position während der Einatmung und lösen Sie sie, wenn Sie wieder ausatmen.

6. Wiederholen Sie dies, so oft es sich gut und angenehm anfühlt.

7. Spüren Sie dann erneut in Ihr Halschakra und nehmen die Energie darin wahr.

8. Stellen Sie sich vor, wie mit jeder Einatmung Energie in das Chakra fließt und wie sich diese mit jeder Ausatmung ausbreitet.

9. Spüren Sie noch einige Minuten nach und öffnen die Augen, um die Meditation zu beenden.

Weitere Hilfestellungen

Die in der Aromatherapie verwendeten Substanzen reichen vom Weihrauch zur Öffnung des Geistes, über Lavendel für die Glückseligkeit und Sandelholz zur Öffnung des dritten Auges, bis hin zu Salbei zur Erweckung der Lebensgeister und Benzoe für die Sinnlichkeit. In der Räuchertherapie sind hier vor allem auch Sandelholz sowie Kornblumen und Minze zu erwähnen. Blautürkise Edelsteine wie Aquamarin, blauer Achat, Apatit, Türkis, Chrysokoll und Chalzedon sind hier effektiv. Um das Halschakra zu öffnen, sollten Sie bei den Lebensmitteln vor allem auf industriellen Zucker verzichten. Setzen Sie auf natürliche Süße durch Ahornsirup, Agavendicksaft, Apfelsaft, Reissirup und dergleichen. Zusätzlich sollten Sie Samen wie Leinsamen, Flohsamen und Chiasamen verwenden. Im Alltag können Sie selbst vor dem Spiegel Stimmübungen durchführen und mit kräftiger Stimme reden. Auch im Gespräch versuchen Sie klar, aber langsam zu reden und eine erhobene Haltung anzunehmen, um Ihren Standpunkt leichter vertreten zu können.

ARBEIT AM STIRNCHAKRA

1. Fehlt Ihnen der Zugang zu Ihrer inneren Stimme, Ihrer Intuition?
2. Leiden Sie an Depressionen oder Ängsten?
3. Fehlt Ihnen die Verbindung zu Ihrer eigenen Fantasie?
4. Haben Sie Kopfschmerzen und/oder Probleme mit den Ohren und den Augen?
5. Fehlt Ihnen der Fokus auf Ihre Lebensziele?
6. Mangelt es Ihnen an Aufmerksamkeitsdauer und Konzentrationsfähigkeit?

Die Feueratmung

Viele Atemübungen helfen, das dritte Auge zu öffnen. Ganz speziell ist hier die sogenannte Feueratmung zu erwähnen, die auf den ersten Blick sehr einfach wirkt, aber Einiges an Konzentration abverlangt. Für den Anfang werden Sie also nicht mehr als 20 Atemzüge schaffen, wenn überhaupt. Lassen Sie sich dadurch nicht aus dem Konzept bringen, sondern üben Sie dies immer wieder:

1. Nehmen Sie eine für Sie angenehme Position ein. Sie können sitzen, stehen, aber auch liegen. Die Wirbelsäule sollte allenfalls gerade sein.

2. Schließen Sie die Augen und legen die Hände auf den Bauch.

3. Atmen Sie nun ganz langsam durch beide Nasenlöcher ein, bis Ihr Bauchraum vollständig mit Luft gefüllt ist und Sie das Gefühl haben, randvoll mit Atem zu sein. Der Bauch wölbt sich unter Ihren Händen.

4. Atmen Sie nun mit Nachdruck und mit zischendem Geräusch aus, bis Ihr Bauchraum vollkommen leer ist und Sie das Gefühl haben, keine Atempartikel mehr in

Ihrem Körper zu haben. Stellen Sie sich vor, wie die gesamte Energie aus Ihnen fließt.

5. Wiederholen Sie die Übung, so oft es Ihnen möglich ist, und beenden Sie sie, wenn es anstrengend wird oder Ihnen schwindlig wird.

6. Bleiben Sie dann noch etwas in der Position und spüren Sie etwas nach.

Zirbeldrüse aktivieren

Die Zirbeldrüse ist eine kleine Drüse in unserem Zwischenhirn und eng mit dem dritten Auge verbunden. Hier sitzen unsere Wahrnehmung, Intuition und Erkenntnis. Außerdem ist diese Drüse für unseren Schlaf- und Wachrhythmus zuständig. Im Laufe der Evolution ist die Zirbeldrüse immer weiter geschrumpft und somit auch die Verbindung zum dritten Auge.

Neben Qi-Gong gibt es eine ganz einfache Methode, die Zirbeldrüse zu aktivieren, das ‚Sungazing', also die Sonnenbeobachtung. Die Aktivierung der Drüse über das Sonnenlicht wurde schon in der Antike angewandt. Die Zirbeldrüse selbst ist sehr lichtempfindlich und wird durch Sonneneinstrahlung stimuliert. Beim Sungazing sehen Sie der Sonne direkt für 5 Sekunden entgegen. Langsam können Sie dann die Dauer steigern. Achten Sie aber darauf, dies nur bei Sonnenaufgang oder Sonnenuntergang zu vollziehen, da die Strahlung somit geringer ist und Ihre Augen keinen Schaden nehmen.

Yogastellung Balasana

Balasana bedeutet die Kindhaltung und ist eine sehr beruhigende und entspannende Yogahaltung. *Balasana* zwingt uns, innezuhalten und uns mit unserem Bewusstsein zu verbinden. Diese Übung scheint sehr einfach zu sein, ist aber durchaus herausfordernd für die Psyche. Körperlich gesehen kann sie jedermann durchführen, jedoch muss man lernen, sich der Entspannung, der Ruhe und dem Nichtstun hinzugeben. Nur so kann sich das dritte Auge entfalten.

1. Setzen Sie sich in den Fersensitz mit geschlossenen Füßen und Knien.

2. Beugen Sie sich nun mit der Ausatmung nach vorne und legen Sie Ihre Stirn auf der Matte ab.

3. Lassen Sie Ihre Arme neben Ihrem Körper auf der Matte liegen. Die Handflächen zeigen nach oben und die Schultern fallen locker in Richtung Boden. Alles ist entspannt.

4. Lenken Sie Ihre Aufmerksamkeit auf die Atmung. Sie können hier gerne die vorhin erklärte Atemübung *Ujjayi* anwenden.

5. Genießen Sie die Ruhe und die Entspannung. Lassen Sie los und lassen Sie alle Gefühle, Gedanken und Energieströme fließen.

6. Verharren Sie so lange in dieser Position, wie Sie möchten.

Meditation Stirnchakra

1. Setzen Sie sich bequem und aufrecht hin und schließen Sie die Augen.

2. Versuchen Sie sich mit jedem Atemzug zu entspannen.

3. Nehmen Sie Kontakt zu Ihrem Körper, Ihren Energien und der Erde auf.

4. Erlauben Sie sich, loszulassen und zu entspannen.

5. Atmen Sie bewusst ein und aus und lassen Sie sich dabei immer weiter in die Entspannung fallen, bis Sie alles andere ausgeblendet haben.

6. Fokussieren Sie sich dann auf Ihren Kopf.

7. Lassen Sie alle Anspannungen Ihrer Stirn los. Stellen Sie sich vor, wie alle Gedanken aus Ihrer Stirn fließen und Klarheit zurückbleibt.

8. Nehmen Sie diese Klarheit wahr und füllen damit Ihren gesamten Kopf.

9. Atmen Sie Klarheit ein und Anspannung aus.

10. Lassen Sie bei jeder Einatmung das Licht der Klarheit fließen und sich bei jeder Ausatmung ausdehnen.

11. Nach der Meditation nehmen Sie noch einige tiefe Atemzüge und kommen wieder in Ihrer Umgebung an.

Weitere Hilfestellungen

Weihrauch für das Immunsystem, Jasmin für mehr Zuversicht und Zitronengras für den psychischen Ausgleich werden oftmals in der Aromatherapie für das Stirnchakra angewandt. Weiterhin können Sie als Räuchermischungen Malven- und Lavendelblüten verwenden. Besonders wirkungsvoll sind auch Heilsteine wie der Phenakit, Isolit, Amethyst, Saphir, Lapislazuli und Sodalith. Setzen Sie in der Küche auf rohen Kakao, Honig, Hanfsamen, Kokosöl, Zitronen, Knoblauch, Gojibeeren und Koriander, um das Stirnchakra zu öffnen. Im Alltag gibt es vor allem zwei Dinge, die das Stirnchakra fließen lassen: Sonnenenergie und Ihre Fantasie. Genießen Sie also täglich mindestens eine Stunde unter der Sonne und lassen Sie Ihren Ideen, auch wenn Sie noch so absurd wirken, freien Lauf.

ARBEIT AM SCHEITELCHAKRA

1. Sehen Sie Ihre Träume als rein zufällige Erscheinungen an?
2. Besteht der Wunsch, spiritueller zu werden und sich mit dem Universum verbinden zu können?
3. Leiden Sie an Immunschwäche, Kopfschmerzen und/oder chronischen Krankheiten?
4. Ist es für Sie schwierig, ruhig zu werden und zu meditieren?
5. Glauben Sie, dass nach unserem Tod alles vorbei ist?

Entgiftung auf allen Ebenen

Das Scheitel- oder Kronenchakra kann nur dann vollständig geöffnet und aktiv sein, wenn Sie sich von unnötigem Ballast befreien und sich Ihr Körper und Ihre Psyche auf die wirklich wichtigen Dinge konzentrieren können. Nur so erlangen Sie Klarheit und können sich demnach für die höhere Macht und ein spirituelles Leben öffnen. Entgiftung auf allen Ebenen ist hier das Schlagwort:

1. Lebensraum schaffen

Schaffen Sie Platz in Ihrem Leben für die wichtigen Dinge. Vereinfachen Sie Ihre Umgebung und fokussieren Sie sich somit auf die Sachen, die wirklich zählen und Ihnen Mehrwert bieten. Gehen Sie durch Ihr Haus und entscheiden Sie, was Sie behalten, spenden oder wegwerfen möchten. Dieser Reinigungsprozess Ihres Umfeldes reinigt auch Sie selbst. Die geordnete Umgebung sorgt für eine klare Atmosphäre und verbessert Ihre Stimmung und Konzentration. Zusätzlich sparen Sie Zeit und kommen besser zur Ruhe, da eine ordentliche Umgebung auch für Ordnung in Ihrem Geist sorgt.

2. Negative Gedanken wegspülen

Jeder von uns hat Glaubenssätze, die wahres Gift für uns selbst und unser Kronenchakra sind. Sie kennen bestimmt Aussagen wie ‚Ich bin dumm, hässlich, dick, nicht gut genug...‘ und Ähnliches. Oftmals sind diese Sätze so manifestiert in uns, dass sie uns regelrecht heimsuchen. Auch hier gilt es, seine Gedanken zu entgiften. Taucht ein solch negativer Gedanke auf, stellen Sie sich vor, wie ein Schwall an Wasser oder eine Meereswelle heranströmt und die negativen Gedanken wegspült. Stattdessen bringt das Wasser positive Sätze wie ‚Ich bin gut genug, hübsch, stark und talentiert...‘ mit sich. Je öfter Sie dies üben, umso positiver und klarer wird Ihr Selbstbild.

3. Lebwohl zu negativen Menschen

Ein sehr schwieriger Punkt in der Entgiftung ist auch, negativen Menschen Lebewohl zu sagen. Diese Menschen begleiten uns oftmals schon sehr lange oder sind vielleicht sogar Teil der Familie. Hier ist es noch viel schwieriger, einen Schlussstrich zu ziehen. Mit ihrer negativen und kritischen Art halten sie aber nicht nur SIE selbst auf, sondern verstopfen auch Ihr Kronenchakra immer wieder.

4. JA zum Leben

Zu entgiften bedeutet auch, NEIN zu sagen zu Dingen, die Sie nicht möchten und bei denen Sie fühlen, dass Sie entweder nicht gut für Sie sind oder sie nicht dazu beitragen, auf Ihrem Weg voranzukommen. Gleichzeitig heißt dies aber auch JA zu Dingen zu sagen, die Sie aus tiefsten Herzen wollen und bei denen Sie ein gutes Bauchgefühl haben. Sagen Sie JA zu neuen Dingen, die Sie sich bis dato nicht getraut haben. Sagen Sie JA zum Leben.

Inspiration und Engagement

Mitgefühl, Empathie und Hilfsbereitschaft sind drei wesentliche Punkte und Eigenschaften, die dazu beitragen, das Kronenchakra zu öffnen. Somit ist zur Aktivierung dieses Chakras das Engagement und die Mitarbeit einer gemeinnützigen Institution eine sehr gute Wahl. Wichtig ist hierbei nur, dass Ihnen diese Arbeit auch Spaß macht und sich mit Ihren Vorlieben verknüpfen lässt. Lieben Sie Tiere, helfen Sie im Tierheim mit. Mögen Sie die Arbeit mit älteren Menschen, engagieren Sie sich im Altenheim.

Inspiration ist ebenso ein wichtiger Punkt des Scheitelchakras. Denken Sie beispielsweise an ein tolles Musikkonzert oder Theaterstück, das Sie besucht haben. Denken Sie daran zurück, wie positiv, inspiriert und fröhlich Sie sich dabei gefühlt haben. In diesem Augenblick haben Sie das Kronenchakra gefühlt. Sie können also das Kronenchakra durchaus mit Hilfe einer Erinnerung, aber auch durch ein besonderes Lied oder die Natur öffnen. Alles, was Sie inspiriert, hilft dabei, die Energie fließen zu lassen. Suchen Sie Dinge, die Ihnen Inspiration schaffen und bauen Sie diese im Alltag ein.

Yogastellung Savasana

Savasana bedeutet ‚die Totenstellung' und verhilft Ihnen dazu, sich mit der Erde und der Basis unseres Seins zu verbinden. Danach wird der Energiefluss aktiviert, der vom Kronenchakra ausgehend alle sieben Chakren umhüllen soll. In den Yogalehren ist *Savasana* eine der wichtigsten Übungen, da sie sehr meditativ ist, viel Konzentration verlangt und dennoch sehr beruhigend und reinigend ist. Von außen betrachtet, sieht es aus, als würde der Übende nur auf dem Rücken liegen und schlafen. Dies ist natürlich nicht so. *Savasana* gleicht vielmehr einer ausgleichenden Meditation:

1. Legen Sie sich so auf die Yogamatte, dass Sie auch wirklich entspannen können. Sie liegen in Rückenlage und öffnen sowohl die Beine als auch die Arme leicht. Die Zehen fallen nach außen, der Nacken ist lang und die Schultern sind entspannt. Lassen Sie die Handflächen nach oben zeigen, damit sich Ihre Brust öffnet.
2. Schließen Sie die Augen und lassen alle Gedanken los. Entspannen Sie ganz bewusst nacheinander all Ihre Körperteile. Entspannen Sie die Stirn, den Kiefer, die

Zunge und den Gaumen. Gehen Sie weiter und entspannen die Schultern und die Arme, den Oberkörper, die Beine und die Füße.

3. Atmen Sie tief ein und bei der Ausatmung entspannen Sie sich vollkommen. Lassen Sie sich bei der Ausatmung in den Boden sinken. Bei jeder Ausatmung werden Sie ruhiger, entspannter und sinken tiefer in den Boden ein.

4. Fokussieren Sie sich auf die Ein- und Ausatmung und lassen Sie alle aufkeimenden Gedanken vorüberziehen. Atmen Sie ein und lassen Sie sich mit der Ausatmung wieder sinken.

5. Bleiben Sie mit den Gedanken bei sich und Ihrer Entspannung und akzeptieren Sie, was in diesem Moment gerade passiert. Mal kommen mehr Gedanken, mal weniger. Mal sind Sie hellwach, mal entspannt und mal dösen Sie weg. Das alles darf sein.

6. Behalten Sie die Ruheposition so lange bei, wie es Ihnen guttut. Dies können fünf oder auch zwanzig Minuten sein.

7. Um die Übung zu beenden, ziehen Sie mit den Armen sanft Ihre Beine an die Brust. Schaukeln Sie etwas rechts und links. Danach nehmen Sie einige tiefe Atemzüge, öffnen die Augen und kommen wieder im Hier und Jetzt an.

Meditation Scheitelchakra

1. Setzen Sie sich gemütlich auf einen Stuhl oder auch auf Ihre Yogamatte in den Schneidersitz.

2. Strecken Sie Ihren Rücken und ziehen Sie die Schultern sanft nach hinten.

3. Atmen Sie mehrmals tief in Ihren Bauch, bis Sie sich vollkommen entspannt haben.

4. Mit jeder Einatmung stellen Sie sich vor, wie Energie in die unteren sechs Chakren fließt. Zuerst geht die Energie in das Wurzelchakra, dann in das

Sakralchakra, weiter in den Solarplexus, danach zum Herzchakra, weiter zum Halschakra, dann zum Stirnchakra und schlussendlich in das Scheitelchakra.

5. Nun stellen Sie sich eine weiße Lichtkugel an Ihrem Kronenchakra vor, die mit jedem Einatmen größer und größer wird.

6. Spüren Sie, wie die Energie über Ihrem Kopf immer größer und präsenter wird.

7. Stellen Sie sich vor, wie die Lichtkugel so groß wird, dass die Energie Ihren gesamten Körper umgeben kann. Spüren Sie, wie weißes Licht Sie umhüllt.

8. Stellen Sie sich vor, wie die Energie aus dem Kronenchakra fließt, Sie als Gesamtes umhüllt und wieder durch Ihre Füße zurück in den Körper fließt.

9. Ihre Chakren sind nun geöffnet und ausgeglichen. Reine Energie fließt durch Ihren Körper.

10. Atmen Sie ein und halten den Energiefluss noch einige Minuten aufrecht.

Weitere Hilfestellungen

Für das Scheitelchakra sind vor allem Aromen wie Weihrauch zur Öffnung des Geistes sowie Rosenholz zur Beruhigung wichtig. Aber auch Neroli wird gerne angewandt, da es eine sehr stark antidepressive Wirkung besitzt. Bei den Räuchermischungen sind vor allem die Jasminblüten und das weiße Olibanum (Weihrauch) zu erwähnen. Edelsteine wie der Bergkristall, Phenakit und der Herkimer Diamant wirken sich positiv auf das Scheitelchakra aus. Bei den Lebensmitteln ist es wichtig, auf pflanzliche und vegane Kost zu setzen. Somit sollten Sie viel Obst, Gemüse, Nüsse, Samen und Sprossen essen und vor allem auch viel Tee und Quellwasser trinken. Im Alltag können Sie das Scheitelchakra vor allem durch Zeit in der Natur, das Tanken von Sonnenlicht und Meditationen wieder öffnen.

Schlusswort

Wir sind nun am Schluss dieses Buches angelangt und ich möchte mich hiermit zuallererst bei Ihnen als treuen Leser bedanken. Sie haben dieses Buch mit dem umfassenden Theorieteil und dem ausführlichen Praxisteil mit vollem Bewusstsein gelesen und sind nun mittendrin in Ihrem Weg zu einem offenen und spirituellen Bewusstsein.

Ich möchte mich zuallererst an die Neulinge und Skeptiker der Chakrenlehre wenden: Mein Ziel war es, Sie ganz unvoreingenommen aufzuklären und Ihnen die ersten Schritte auf dem Weg der Chakrenlehre zu zeigen. Ich habe versucht, Sie Schritt für Schritt in dieses Thema einzuführen, Ihr Interesse zu steigern und Sie mit genügend Theorie dann durch die praktischen Ansätze zu leiten. Ich hoffe, dass mir dies einerseits gelungen ist und dass Sie andererseits genug Luft geschnuppert haben, um sich noch ausführlicher mit diesem Thema auseinandersetzen zu wollen. Der erste Schritt für ein Leben in Harmonie mit Ihnen selbst ist nun getan. Ich lade Sie jetzt herzlich ein, diesen Weg fortzusetzen und nicht aufzuhören. Ihre Chakren sind gerade dabei, sich zu öffnen und nun liegt es an Ihnen, diese auch aktiv und geöffnet zu halten. Lesen Sie gerne immer wieder nach und tauchen Sie tiefer in die Materie ein. Bestenfalls haben Sie nun schon erste Auswirkungen der Chakrenarbeit erlebt und ich kann Ihnen nur ans Herz legen, diesen Weg weiterzugehen.

Nun möchte ich noch ein paar Worte an diejenigen richten, die schon vor diesem Buch in die Chakrenlehre eingetaucht sind und somit ihren Horizont durch diesen Ratgeber noch erweitern und verfeinern wollten. Ich hoffe, ich konnte Ihnen theoretisch einen Mehrwert bieten und Ihnen das ein oder andere neue Detail vermitteln, sodass auch Sie neue Erkenntnisse sammeln konnten. Ich bin mir sicher, dass Sie vor allem auch die praktischen Übungen sehr gut in Ihrem Alltag umsetzen konnten und können. Dies freut mich besonders. Auch Sie möchte ich einladen, dranzubleiben und nie aufzuhören, sich weiterzubilden und an Ihren Chakren zu arbeiten. Blockierte oder geöffnete Chakren – dies sind oft nur Momentaufnahmen, je nachdem, wie unser Leben gerade strukturiert ist und welche Höhen und Tiefen wir erleben. Deshalb ist es so wichtig, auch seine bereits fließenden Energien und seine aktiven Chakren niemals aus der Energiearbeit auszuschließen. Hören Sie nicht auf, auf Ihre innere Stimme zu achten und bleiben Sie auf Ihrer Reise stets offen für Neues.

In diesem Sinne wünsche ich Ihnen noch viel Spaß und Motivation bei der Arbeit mit Ihren Chakren.

Anhang: Chakrenübersicht

1. Chakra

Name	**Wurzelchakra, Muladhara**
Sitz	zwischen Anus und Genitalien am Damm
Farbe und Form	roter, 4-blättriger Lotus
Element	Erde
Sinn	Geruchssinn
offenes Chakra	Sicherheit, Stabilität, Urvertrauen, Optimismus, Selbstwert, Bodenständigkeit, Durchhaltevermögen, Lebenskraft, Energie, innere Stärke
blockiertes Chakra	Negativität, diverse Ängste, Heimatlosigkeit, fehlgeleitete Emotionen, Unsicherheit, Fluchtverhalten; Kraftlosigkeit, Immunschwäche, Verdauungsproblematiken, Skeletterkrankungen, genitale Dysfunktionen
Edelsteine	Rosenquarz, Rauchquarz, Granat, rote Koralle
Aromen	Nelke, Zypresse, Rosmarin, Zedernholz
Räucherstoffe	rote Rosenblüte, Drachenblut
Yogaübung	Vrikshasana – der Baum
diverse Praktiken	körperlicher Genuss, Interaktion mit der Natur
Lebensmittel	Radieschen, Rettich, Karotten, Kartoffel, rote Bete, rote Zwiebel

2. Chakra

Name	**Sakralchakra, Svadhistana**
Sitz	ca. eine Handbreit unter dem Bauchnabel
Farbe und Form	orangefarbener, 6-blättriger Lotus
Element	Wasser
Sinn	Geschmackssinn
offenes Chakra	Sexualität, Emotionen, Lebenslust, Lebensenergie, Kreativität, Schaffenskraft, Fortpflanzungstrieb, Selbstliebe, Selbstakzeptanz
blockiertes Chakra	gestörte Sexualität, Verlust der Lebensfreude, Emotionale Störungen, Ausgelaugtheit, genitale Erkrankungen, Libidoverlust, Hüft- und Lendenproblematiken, Verstopfungen
Edelsteine	orangefarbene Heilsteine wie Citrin, oranger Jaspis und Beryll, Karneol, oranger Mondstein
Aromen	Rosmarin, Anis, Vanille, Orange, Sandelholz, Myrrhe
Räucherstoffe	Orangenschalen, süße Myrrhe und Bernstein
Yogaübung	Marjaryasana – die Katze
diverse Praktiken	Kreativität leben, Spontaneität erlernen und Neues entdecken
Lebensmittel	Nüsse, Karotten, Salbei, Koriander, Ingwer, Gurke, Kresse, Tomaten, Birne, Ananas, Weintraube

3. Chakra

Name	**Solarplexuschakra, Manipura**
Sitz	Mitte des Oberbauchs
Farbe und Form	gelber, 10-blättriger Lotus
Element	Feuer
Sinn	Sehen
offenes Chakra	Energie, Lebendigkeit, Selbstbewusstsein, Verwirklichung, Zielsetzung, Gefühle, Intuition, Sensibilität und Mitgefühl
blockiertes Chakra	wenig Lebensenergie, Gefühlskälte, Unsicherheit, übertriebene Macht und Ehrgeiz, Rücksichtslosigkeit, Wutanfälle; Verdauungsproblematiken, Nervenerkrankungen, Diabetes und Adipositas
Edelsteine	gelbe Heilsteine wie Citrin, Bernstein, Gold-Topas, Tigerauge, Pyritsonne
Aromen	Anis, Lavendel, Kamille, Zitrone
Räucherstoffe	Süßholz, Sandelholz, Cistrosen-Harz
Yogaübung	Shalabashana - die Heuschrecke
diverse Praktiken	Sport, Musik und herzhaftes Lachen
Lebensmittel	Hülsenfrüchte wie Bohnen, Linsen, Erbsen; Kohl, Minze, Kurkuma, Zimt, Anis, Nelke und Pfeffer

4. Chakra

Name	**Herzchakra, Anahata**
Sitz	Brustmitte auf Höhe des Herzens
Farbe und Form	grüner, 12-blättriger Lotus
Element	Luft
Sinn	Tastsinn
offenes Chakra	reine Liebe, Mitgefühl, Toleranz, Vertrauen, Hingabe, Vergebung, Heilung, Beziehung, Feingefühl, Herzensfreude, Sensitivität
blockiertes Chakra	Trauer und Verletzung, Liebesunfähigkeit oder Angst vor Liebe, Herzenskälte, Verbitterung, Einsamkeit; Herzerkrankungen, Blutdruckschwankungen, erhöhtes Cholesterin, Asthma und Allergien, Rheuma
Edelsteine	grüne Heilsteine wie Smaragd, grüner Turmalin, Moosachat, Olivin, Jade, Chrysokoll oder rosafarbene Heilsteine wie Rosenquarz, Koralle und Rhodonit
Aromen	Jasmin, Rose, Kardamom
Räucherstoffe	Süßgras, Beifuß, Kardamom
Yogaübung	Bhujangasana - die Kobra
diverse Praktiken	auf sein Herz hören sowie offenherzig sein; evtl. Ehrenamt
Lebensmittel	grünes Obst und Gemüse wie Spinat, Gurken, Blattsalate, grüne Äpfel, grüne Kräuter

5. Chakra

Name	Halschakra, Vissudha
Sitz	am Hals, unterhalb des Kehlkopfs
Farbe und Form	hellblauer, 16-blättriger Lotus
Element	Äther
Sinn	Gehörsinn
offenes Chakra	Selbstausdruck der Seele, Individualität, Intuition, Klarheit, Kommunikation, Kreativität, Wahrheit
blockiertes Chakra	Hemmungen, Schüchternheit, Sprachstörungen, fehlende innere Stimme, Angst vor Zurückweisung und Konfrontation; Kieferentzündungen, Halsbeschwerden, Schilddrüsenproblematiken, Heiserkeit
Edelsteine	Blautürkise Edelsteine wie Aquamarin, blauer Achat, Apatit, Türkis, Chrysokoll und Chalzedon
Aromen	Weihrauch, Lavendel, Sandelholz, Salbei, Benzoe
Räucherstoffe	Sandelholz sowie Kornblumen und Minze
Yogaübung	Dhanurasana - der Bogen
diverse Praktiken	Stimmübungen; Haltungsschulung
Lebensmittel	kein industrieller Zucker; natürliche Süße durch Ahornsirup, Agavendicksaft, Apfelsaft, Reissirup; Leinsamen, Flohsamen und Chiasamen

6. Chakra

Name	**Stirnchakra, Ajan**
Sitz	Mitte des Kopfes oberhalb bzw. zwischen den Augenbrauen
Farbe und Form	indigoblauer oder violetter, 96-blättriger Lotus
Element	Geist
Sinn	/
offenes Chakra	Intuition, innere Führung, göttliche Inspiration, Klarheit, Hellsichtigkeit, Visionen, Telepathie, höherer Verstand, Fantasie, Seelenverbindung, Selbsterkenntnis
blockiertes Chakra	fehlende Fantasie und Einsicht, Konzentrationsschwäche, Wahnvorstellungen oder Ängste; Kopfschmerzen und Migräne, Gehirnerkrankungen, Augen und Ohrenleiden, neurologische Problematiken
Edelsteine	Phenakit, Isolit, Amethyst, Saphir, Lapislazuli, Sodalith
Aromen	Weihrauch, Jasmin und Zitronengras
Räucherstoffe	Malven- und Lavendelblüten
Yogaübung	Balasana - die Kindsstellung
diverse Praktiken	Sonnenenergie und Fantasie
Lebensmittel	roher Kakao, Honig, Hanfsamen, Kokosöl, Zitronen, Knoblauch, Gojibeeren und Koriander

7. Chakra

Name	**Kronenchakra, Sahasrara**
Sitz	am oder über dem Scheitelpunkt
Farbe und Form	violetter, 1000-blättriger Lotus
Element	Universum
Sinn	/
offenes Chakra	göttliches Licht, Einheitsbewusstsein, göttliche Führung, Erleuchtung, Spiritualität, innerer Frieden und Urvertrauen, Vollkommenheit, Klarheit
blockiertes Chakra	Fokus auf Materiellem und dem Verstand, innere Leere, Isolation, Rückzug, Sorgen und Ängste, Midlifecrisis; Multiple Sklerose, Nervenleiden, Schlafstörungen, Krebsleiden
Edelsteine	Bergkristall, Phenakit und Herkimer Diamant
Aromen	Weihrauch, Rosenholz, Neroli
Räucherstoffe	Jasminblüten und das weiße Olibanum
Yogaübung	Savasana - die Totenstellung
diverse Praktiken	Zeit in der Natur, Sonnenlicht und Meditationen
Lebensmittel	vegane und pflanzliche Kost

8. Chakra

Name	**Seelenchakra - Wiracocha**
Sitz	einige Zentimeter über dem Kopf
Farbe und Form	Gold; drehende Sonne bzw. Krone (Heiligenschein)
Element	Seele
Sinn	/
offenes Chakra	Spiritualität, Verbindung zum Schöpfer und zur Seele, innerer Frieden, Sitz von Erinnerungen, Traumata und Karma
blockiertes Chakra	Trennung zwischen Körper und Seele, Fegefeuer, stilles Leiden oder schwere psychische Probleme

9. Chakra

Name	**Geistchakra**
Sitz	über dem achten Chakra außerhalb des Körpers; erstreckt sich über Universum
Farbe und Form	goldene Sternenform
Element	Geist, Feuer
Sinn	/
offenes Chakra	göttliche Führung durchs Leben, Hilfsbereitschaft, Güte, offenes Herz und Ohr, Stärke, Selbstlosigkeit, Akzeptanz, Vorherbestimmtheit und Schicksal
blockiertes Chakra	Verbitterung, Gram, Kummer, fehlender Lebenssinn, fehlende Führung durch den Schöpfer

Anhang: Wörterlexikon

A

Ajan: 6. Chakra; Stirnchakra

Alambusha: Energieleitbahn vom Anus bis zum Mund

Anahata: 4. Chakra, Herzchakra

Anandamaya Kosha: innerste Hülle der Aura; Glückskörper; spiritueller Körper

Annamaya Kosha: äußerste Hülle der Aura; physischer Körper; Ätherkörper oder Nahrungshülle

Aura: energetische Ausstrahlung bzw. individuelle Lichthülle eines jeden Individuums

Ayurveda: Traditionelle indische Heilkunst; wörtlich: ‚Wissen vom Leben'

B

Balasana: Yogastellung, die Kindhaltung

Bhujangasana: Yogastellung, die Kobra

C

Chakra: Energiezentren, Energiewirbel

D

Dhanurasana: Yogastellung, der Bogen

G

Gandhari: Energieleitbahn vom linken Auge in Richtung des linken Großzehs

H

Hastijhva: Energieleitbahn vom rechten Auge ebenso zum linken Großzeh

I

Ida: Energieleitbahn links von Shushumna; weiblicher Part

K

Kamala: rote Lotusblüte als Symbol für Liebe, Leidenschaft, Unschuld, Mitgefühl und Reinherzigkeit

Kosha: Bezeichnung für die Hüllen der Aura

Kuhu: Energieleitbahn vom Hals zu den Genitalien

L

Lithotherapie: Steinheilkunde, Edelsteintherapie

M

Manipura: 3.Chakra; Solarplexuschakra

Manomaya Kosha: mittlere Hülle der Aura; Informationskörper; Geistkörper oder Mentalebene

Marjaryasana: Yogastellung, die Katze

Muladhara: 1.Chakra, Wurzelchakra

N

Nadis: Energieleitbahnen

P

Padma: rosa Lotus als höchste Erleuchtungsform

Payaswani: Energieleitbahn vom rechten Ohrläppchen zu den innersten Hirnnerven

Pingala: Energieleitbahn rechts von Shushumna; männlicher Part

Prana: Lebensenergie, Lebenskraft

Pranamaya Kosha: zweitäußerste Hülle der Aura; Energiekörper; Vitalkörper oder Emotionalebene

Pundrika: weiße Lotusblüte als Symbol spiritueller Perfektion

Pusha: Energieleitbahn vom rechten Ohr in Richtung des rechten Großzehs

S

Sahasrara: 7.Chakra; Kronenchakra oder Scheitelchakra

Saraswati: Energieleitbahn von der Zunge bis in den Rachenraum zu den Stimmbändern

Sanskrit: Bezeichnung altindischer Sprachformen

Savasana: Yogastellung, die Totenstellung

Shalabhasana: Yogastellung, die Heuschrecke

Shankhini: Energieleitbahn vom Hals bis in den Anus

Solarplexus: wichtiges Nervengeflecht im Oberbauch; nennt man auch Sonnengeflecht

Sushumna: Hauptenergieleitbahn vom Steiß bis zum Scheitel; Sitz der Chakren

U

Ujjayi: Atemübung, siegreicher Atem, Meeresatem

Upanishaden: Sammlung aus philosophisch-religiösen Schriften zwischen 700 und 200 vor Christus

Utpala: blauer Lotus als Verkörperung von Ausdauer, Weisheit und Beständigkeit

V

Varuni: Energieleitbahn von der Stelle zwischen Hals und linken Ohr bis hin zum Anus

Veden: Sammlung religiöser-spiritueller Gesänge

Vedische Religion: älteste nachweisbare Religion Indiens mit Polytheismus (Vielgötterglaube)

Vijnanamaya Kosha: zweitinnerste Hülle der Aura; Körper der Weisheit; Astralkörper

Vishwodari: Energieleitbahn vom Nabel ausströmend und vergleichbar mit dem ‚Chi'

Vissudha: 5.Chakra; Halschakra

Vrikshasana: Yogastellung, der Baum

W

Wiracocha: 8. Chakra; Seelenchakra

Y

Yashasvini: Energieleitbahn vom linken Ohr ebenso zum rechten Großzeh

Anhang: Quellen

7mind: https://www.7mind.de/magazin

Alkimia: https://www.alkimia.de

Chakrahealing: https://www.chakrahealing.de/chakras.html

Chakrakraft: https://www.chakrakraft.de

Chakren: https://www.chakren.net/

Einfach ganz leben: https://www.einfachganzleben.de

Energie-Heilung: https://www.energie-heilung.info/wp-content/uploads/2013/07/Materialien-Tod-und-Sterben.pdf

Ewige Weisheit: https://www.ewigeweisheit.de

Fuck lucky, go happy: https://www.fuckluckygohappy.de

Happy Mind Magazine: https://happymindmagazine.de

Kuukivi: https://www.kuukivi.de/chakren/

Lichtkreis: https://www.lichtkreis.at

Lifeline: https://www.lifeline.de

Lotuscrafts: https://www.lotuscrafts.eu

Maria Goras: https://mariagoras.jimdofree.com

Meditieren lernen: https://meditierenlernen.org/kronenchakra-oeffnen/

Mimosa Schreiber: https://www.mimosa-schreiber.de/aura.html

Naturheilkunde: https://www.naturheilkunde.de/naturheilverfahren/edelstein-therapie.html

Om Site: https://om-site.com/sushumna-der-zentralkanal-zwischen-himmel-und-erde/

Planet Backpack: https://www.planetbackpack.de/meditation/

Pranahaus: https://www.pranahaus.de/shop/themenwelten/chakra

Tao Health: https://www.taohealth.de/die-bedeutung-der-chakren/

The Four winds: https://thefourwinds.com/de/blog/shamanism/eighth-ninth-chakras/

The Mothering Journey: https://themotheringjourney.de

Wiener Yogaschule: https://wieneryogaschule.at

Wikipedia: https://de.wikipedia.org

Wiki Yoga: https://wiki.yoga-vidya.de/Kundalini

Yoga easy: https://www.yogaeasy.de/artikel/nadis-energiekanaele-des-lebens

Yoga me home: https://www.yogamehome.org

Yoga vidya: https://www.yoga-vidya.de/ayurveda/#c27599

Wir danken Ihnen für Ihr Interesse und Ihr Vertrauen. Als Dankeschön dafür, haben wir eine besondere Überraschung. Wir haben ein **exklusives 30-Tage-Tagebuch für mehr Selbstbewusstsein** für Sie. Und dieses erhalten Sie vollkommen kostenlos. Das klingt wunderbar? Dann warten Sie nicht lange und holen Sie sich Ihr Gratis-Geschenk.

Hier geht es zu Ihrem Gratis-Geschenk:

https://forms.gle/1FgoVRPyfmn7Pd7E7

1. **Öffnen Sie die Kamera-App auf Ihrem Smartphone und richten Sie die Kamera auf den QR-Code.**
2. **Klicken Sie auf den Link, der Ihnen angezeigt wird und schon werden Sie zur Website weitergeleitet.**

Impressum

Herausgeber: Pegoa Global Media GmbH / Am Sandtorkai 27 / 20457 Hamburg
Kontakt: kontakt@pegoamedia.de
Coverbild: Shutterstock

Haftungsausschluss:
Die Nutzung dieses Buches und die Umsetzung der enthaltenen Informationen, Anleitungen und Strategien erfolgt auf eigenes Risiko. Der Autor kann für etwaige Schäden jeglicher Art aus keinem Rechtsgrund eine Haftung übernehmen. Haftungsansprüche gegen den Autor für Schäden materieller oder ideeller Art, die durch die Nutzung oder Nichtnutzung der Informationen bzw. durch die Nutzung fehlerhafter und/oder unvollständiger Informationen verursacht wurden, sind grundsätzlich ausgeschlossen. Rechts- und Schadenersatzansprüche sind daher ausgeschlossen. Dieses Werk wurde sorgfältig erarbeitet und niedergeschrieben. Der Autor übernimmt jedoch keinerlei Gewähr für die Aktualität, Vollständigkeit und Qualität der Informationen. Druckfehler und Falschinformationen können nicht vollständig ausgeschlossen werden. Es kann keine juristische Verantwortung sowie Haftung in irgendeiner Form für fehlerhafte Angaben vom Autor übernommen werden. Die bereitgestellten Analysen, Vorschläge, Ideen, Meinungen, Kommentare und Texte sind ausschließlich zur Information bestimmt und können ein individuelles Beratungsgespräch nicht ersetzen. Alle Informationen dieses Buches entsprechen dem Kenntnisstand zum Zeitpunkt des Verfassens dieses Buches. Eine Haftung für mittelbare und unmittelbare Folgen aus den Informationen dieses Buches ist somit ausgeschlossen.
Informieren Sie sich weitläufig aus unterschiedlichen Quellen und bedenken Sie, dass am Ende nur Sie für die Entscheidungen verantwortlich sind.

Urheberrecht:

Haftung für externe Links:
Unser Angebot enthält Links zu externen Websites Dritter, auf deren Inhalte wir keinen Einfluss haben. Deshalb können wir für diese fremden Inhalte auch keine Gewähr übernehmen. Für die Inhalte der verlinkten Seiten ist stets der jeweilige Anbieter oder Betreiber der Seiten verantwortlich. Die verlinkten Seiten wurden zum Zeitpunkt der Verlinkung auf mögliche Rechtsverstöße überprüft. Rechtswidrige Inhalte waren zum Zeit-punkt der Verlinkung nicht erkennbar.

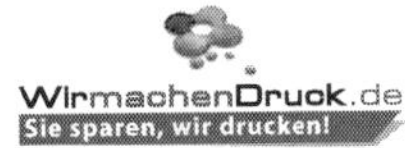